療養過程を支える

がん・非がん患者の緩和ケア

千崎美登子・小山幸代 編著

医歯薬出版株式会社

＜執筆者一覧＞

編　集

千《せん》﨑《ざき》美《み》登《と》子《こ》　北里大学病院看護部（がん看護専門看護師）

小《こ》山《やま》　幸《さち》代《よ》　北里大学看護学部

執　筆（五十音順）

蛯《えび》名《な》由《ゆ》加《か》里《り》　北里大学病院看護部（老人看護専門看護師）

大《おお》永《なが》　里《さと》美《み》　北里大学病院看護部（老人看護専門看護師）

荻《おぎ》野《の》美《み》恵《え》子《こ》　国際医療福祉大学医学部医学教育統括センター／国際医療福祉大学市川病院脳神経内科

玄《げん》海《かい》　泰《やす》子《こ》　北里大学病院看護部（緩和ケア認定看護師）

小《こ》迫《さこ》富《ふ》美《み》恵《え》　横浜市立市民病院看護部（がん看護専門看護師）

小《こ》山《やま》　幸《さち》代《よ》　編集に同じ

小《こ》山《やま》友《ゆ》里《り》江《え》　北里大学看護学部

佐《さ》藤《とう》　美《み》紀《き》　北里大学病院看護部（がん看護専門看護師）

千《せん》﨑《ざき》美《み》登《と》子《こ》　編集に同じ

中《なか》尾《お》真《ま》由《ゆ》美《み》　北里大学看護学部

長《は》谷《せ》川《がわ》久《く》巳《み》　国家公務員共済組合連合会虎の門病院看護部（がん看護専門看護師）

水《みず》野《の》佳《か》都《と》美《み》　北里大学病院看護部（がん看護専門看護師）

山《やま》本《もと》　未《み》菜《な》　北里大学病院看護部（緩和ケア認定看護師）

和《わ》田《だ》奈《な》美《み》子《こ》　北里大学北里研究所病院看護部（老人看護専門看護師）

はじめに

現在,「緩和ケア」は進行がんのみならず,非がん疾患や認知症ケアまで対象が拡大しており,そのアプローチも薬物療法だけではなく,心理社会的サポート,スピリチュアルケアなど多岐にわたる.また,緩和ケアは終末期のみならず,診断時や治療の早期の段階から切れ目なく提供されるべきであるとの考えが浸透し,緩和ケア病棟で専門的な医療者によって提供されるものから,一般病棟や在宅などで患者にかかわる医師・看護師らが緩和ケアの専門家と連携して提供されるものへと変わりつつある.

本書は,このような緩和ケアの発展を受けて,一般病棟の看護師が,患者・家族の療養過程に寄り添い支える緩和ケアを実践するうえで必要な知識や援助の要点を伝えることを目的として企画された.

「CHAPTER 1　緩和ケアと看護師の役割」では,臨床におけるこれまでの緩和ケアの変遷を概観し,看護師の役割について記述した.「CHAPTER 2　症状アセスメントと標準的ケア」では,疼痛,呼吸困難など緩和ケアの対象となる主要な症状を取り上げ,アセスメントや対応の仕方を解説するとともに,疾患別(進行がん,心不全,慢性閉塞性肺疾患,筋萎縮性側索硬化症,認知症)の特徴や注意点にも言及している.そして,「CHAPTER 3　療養過程と事例から学ぶ緩和ケアの実際」では,CHAPTER 2で取り上げた5疾患の療養過程の特徴を解説し,臨床現場における実践のヒントとなるような事例展開を試みた.つまり,各疾患の療養過程に準じて,CHAPTER 2で取り上げた「症状」と特徴的な「緩和ケア」を事例を通して解説している.事例展開では臨床現場に即して,ペプロウの看護理論やエスノメソドロジー的相互行為分析なども適宜取り入れている.また,「緩和ケアをいつ・どのように提供すればよいのか」,「教科書どおりの対応では解決しない時,ほかに何かできることはないか」,「治療・ケアについて,患者や家族,他職種との意見が合致しない時,看護師としてどう対応すべきなのか」など,臨床現場で直面する疑問・迷い・葛藤にも応えられるよう努めた.

CHAPTER 1は,臨床で長く緩和ケアに携り,豊富なご経験をもつ先生方にご執筆いただき,CHAPTER 2,3は,北里大学の看護学部教員,各領域に携わる専門・認定看護師らが協同で取り組んだ.くしくもコロナ禍に入ろうかという混乱のなかでの執筆依頼であったにもかかわらず,本書の企画意図に共感いただき,ご多忙ななかご尽力いただいたことに,この場を借りて心より感謝申し上げたい.

本書が,読者の方々の緩和ケア実践に役立ち,緩和ケアを受けている患者・家族の方々の療養生活の質の向上に寄与することを,心から願っている.

編者一同

COLUMN

NOTE

＊本書で紹介する全事例は，筆者らの経験をもとに作成した模擬事例です．

＊本書では，制作時点での最新かつ正確な情報を掲載できるよう努めていますが，活用にあたっては最新のガイドラインや薬剤情報等もあわせてご参照ください．

装丁・本文デザイン：はんぺんデザイン

CHAPTER 1

緩和ケアと看護師の役割

1 緩和ケアの定義と考え方

はじめに

私たち医療者は，何を目的として/目指して医療をしているのであろうか？

単純には「治癒を目指す」ことが医療の目的ととらえられがちだが，それだけでは医療の目的として足りないのは明らかである．手術をすれば完治できる可能性が高くとも，それを望まない高齢の患者もいるように，治癒が究極の目標にならないこともある．また，現代社会は治癒できない疾患が多く存在するが，その場合でも医療は必要である．そのように考えていくと，私たちのしていることは「医療・ケアにおいて患者がこうありたいと望む姿/状態に，可能な範囲でできるだけ近づける」ということではないか．言い換えれば「生活の質（Quality of Life；QOL）の向上」である．

翻って，2002年に世界保健機関（World Health Organization；WHO）が提唱した緩和ケアの定義をみる（表1-1-1）[1]．緩和ケアの定義としては，対象を「生命を脅かす病に関連する問題に直面している患者とその家族」としているが，終末期に限らずすべての医療・ケアは「an approach that improves the quality of life of patients and their families；患者とその家族のQOLを向上させるアプローチ」といえるのではないか．その意味では緩和ケアの考え方はすべての医療の根幹をなすものといえる．その基本は全人的ケアであり，患者や家族の人生そのものを考える，生活者としてとらえるcare（この場合のcareは治療を含む）である．さらにその基本は「患者がどのような人生を望んでいるのか」を考え，その考えに沿って何を選択すべきなのかをともに考えることといえる．つまり，協働意思決定（意思決定支援）がベースにあるのである．

緩和ケアは単に痛みをとるという単純なものではなく，あらゆる苦痛を緩和しながら自己実現をいかに行うかであり，終末期だけのものでも，がんだけのものでもない．

緩和ケアと類似・関連する概念の整理[2]

緩和ケア領域にはさまざまな言葉が用いられており，オーバーラップする部分と異なる部分があり，混乱することもあるかもしれない．以下に，それぞれの概念がどのようなニュアンスで用いられているかについて歴史的変遷をふまえて整理を試みる．

1 ターミナルケア　Terminal care

1950年代からアメリカやイギリスで提唱された考え方で，日本では「終末期ケア」と訳されて用いられている．人が死に向かってゆく時期を対象として，その過程を理解し，

表1-1-1　WHOによる緩和ケアの定義

●Palliative care is an approach that improves the quality of life of patients and their families facing the problem associated with life-threatening illness, through the prevention and relief of suffering by means of early identification and impeccable assessment and treatment of pain and other problems, physical, psychosocial and spiritual.

●Palliative care
・provides relief from pain and other distressing symptoms；
・affirms life and regards dying as a normal process；
・intends neither to hasten or postpone death；
・integrates the psychological and spiritual aspects of patient care；
・offers a support system to help patients live as actively as possible until death；
・offers a support system to help the family cope during the patients illness and in their own bereavement；
・uses a team approach to address the needs of patients and their families, including bereavement counselling, if indicated；
・will enhance quality of life, and may also positively influence the course of illness；
・is applicable early in the course of illness, in conjunction with other therapies that are intended to prolong life, such as chemotherapy or radiation therapy, and includes those investigations needed to better understand and manage distressing clinical complications.

●**緩和ケアとは**
緩和ケアとは，生命を脅かす病に関連する問題に直面している患者とその家族のQOLを，痛みやその他の身体的・心理社会的・スピリチュアルな問題を早期に見出し的確に評価を行い対応することで，苦痛を予防し和らげることを通して向上させるアプローチである．

●**緩和ケアは**
・痛みやその他のつらい症状を和らげる
・生命を肯定し，死にゆくことを自然な過程と捉える
・死を早めようとしたり遅らせようとしたりするものではない
・心理的およびスピリチュアルなケアを含む
・患者が最期までできる限り能動的に生きられるように支援する体制を提供する
・患者の病の間も死別後も，家族が対処していけるように支援する体制を提供する
・患者と家族のニーズに応えるためにチームアプローチを活用し，必要に応じて死別後のカウンセリングも行う
・QOLを高める．さらに，病の経過にも良い影響を及ぼす可能性がある
・病の早い時期から化学療法や放射線療法などの生存期間の延長を意図して行われる治療と組み合わせて適応でき，つらい合併症をよりよく理解し対処するための精査も含む

（英語原文はWHOホームページhttp://www.who.int/cancer/palliative/definition/en/より引用，日本語定訳は2018年6月　緩和ケア関連団体会議作成，2021/2/1閲覧）

医療のみでなく人間的な対応をすることに注目したものである．当時，死にゆく状況になっても有効とは思えない侵襲的治療が行われていたり，積極的な治療が有効でなくなると医療の対象と扱われなくなるなどの状況があったが，それらを問題であるとして，亡くなる時まで尊厳を尊重した医療が行われるべきであるという考えから唱えられた概念である．対象としている時期は死が近い時期であり，対象疾患もがんに限らずすべての疾患を対象としていたが，日本においてはがんを中心に語られることが多かった．

2 ホスピスケア　Hospice care

1960年代から，アイルランド，イギリスなどでおもにキリスト教的バックグラウンドから始まったホスピスでの実践をふまえて提唱された考え方である．恵まれない方を含む死にゆくすべての人への全人的アプローチの必要性を主張した．特に医師のシシリー・ソンダースによって1967年に設立されたSt. Christopherホスピスを中心に，急速にキリスト教圏に広がっていった．「ホスピス」の名称から，入院もしくは入所して行うケアという印象があるが，ホスピスで行われているようなケアの概念を意味しており，必ずしも入院施設でのケアに限らない．欧米では，日本でいう訪問診療としてホスピスケアが行われることが多い．日本では入院施設に対してホスピスという言葉を使う傾向にあり，ホスピスケアもそのような施設で行われるものという誤解を受けやすい．「在宅ホスピスケア」など，あえて区別して表現されることもある．

3 緩和ケア　Palliative care

1970年代からカナダで提唱された考え方で，「ホスピス」という言葉が死を連想させ，一般社会の人々にとってはネガティブなイメージがあったため，ポジティブにとらえてもらえる新たな用語が提唱された．考え方としてはホスピスケアと変わるものではなく，国や社会の違いをこえて人の死に向かう過程に焦点をあて，積極的なケアを提供することを主張し，WHOがその概念を定式化した．さらにその後の概念整理により，死が直前となった人だけを対象とするのではなく，治癒が望めないすべての段階での「苦痛の緩和」を意味するというように広い概念になってきた．

日本では，緩和ケアもターミナルケアと同じように終末期だけに行われるものととらえられたり，がんを対象とするものという誤解がある．診療報酬上，緩和ケア病棟入院料や緩和ケア診療加算の対象疾患ががんまたは後天性免疫不全症候群（Acquired Immunodeficiency Syndrome；AIDS）であったことも，このような誤解を助長させた一因であった．2018（平成30）年度より緩和ケア診療加算の対象疾患にようやく慢性心不全も加わったが，いまだ疾患で区切りをつけており，その意味では緩和ケア後進国である．

4 支持療法・サポーティブケア　Supportive care

1980年代にアメリカやヨーロッパでがん治療から発展した考え方で，治療に伴う副作用の軽減や，リハビリテーションなど抗がん治療でないさまざまな治療を指しており，緩和ケアと重なる概念である．

5 緩和医療学（緩和医学）　Palliative medicine

1980年代からイギリスで緩和ケアを支える学問領域として発展したもので，国際的にも緩和ケアを学問的に裏づける医学や看護学などの専門領域の一つとして確立している．

6 エンドオブライフ・ケア　End-of-life care

1990年代からアメリカやカナダで高齢者医療と緩和ケアを統合する考え方として提唱されているものである．北米でも緩和ケアはがんやAIDSを対象として発展してきたため，がんのみならず認知症や脳血管障害など広く高齢者の疾患を対象としたケアを指した用語として用いられるようになってきた．言葉の響きから死の直前のみを対象としているようにも受け取られるが，広い意味では「人生の最終段階」を意識した時から対象となり，数年以上の単位でとらえる考え方である．

緩和ケアの歴史と対象疾患

そもそも緩和ケアは，死にゆく貧しい方々にも医療を届けたいと，修道女であったメアリー・エイケンヘッド（1787~1858年）が1835年にアイルランドの首都ダブリンにて始めたホスピスが始まりであった．その後1905年にその遺志を継ぎロンドンに聖ジョゼフ・ホスピスが設立され，近代ホスピスの概念を広めた前述のシシリー・ソンダースはそこに勤めることになる．

緩和ケアは，死因となる疾患の推移によって変遷してきている．エイケンヘッドの時代，死因の多くは感染症であった．しかし，その後抗生物質の開発や公衆衛生の発達，栄養状態の改善などから，多くの感染症は克服され，ソンダースの時代には終末期の苦痛の問題はがんを対象として取り組まれるようになった．なかでもがん疼痛は周囲からも比較的とらえやすく，共感をよぶ症状であり，中心的な緩和すべき症状として扱われた．しかし，がんを中心に緩和ケアが発展するなかでソンダースは，苦しみはがんだけのものでも疼痛だけでもなく，さまざまな質の苦しみがあり，それらすべてに対応することが緩和ケアであるという全人的苦痛（トータルペイン）の概念を唱えた．実際St. Christopherホスピスも死にゆく人が最高のケアを受けることを理念としていたため，開設当初から患者の10％は神経難病患者であった．

1992年にはイギリスにて，緩和ケアは診断名にかかわらず緩和ケアサービスを必要としているすべての人に提供すべきであるという報告書が政府に対して出され，必要性や財源についての議論が巻き起こった．そのような背景から，非がん疾患における緩和ケアニーズを検証する試験（Regional Study of Care for the Dying；RSCD）が行われた．がんと非がん疾患の苦痛症状を前向きに調査したもので，3,500余名の患者が参加した．その結果，疼痛や嘔気嘔吐はがんのほうが多いものの，非がん疾患もがんと同等の苦しみがあり，特に息苦しさや精神的混乱は非がん疾患のほうがより頻度が高いことがわかった．

このような研究も行われてはいたが，実際には非がん疾患の緩和ケアは欧米においてもがんに比べ立ち遅れ，2013年にはヨーロッパ緩和ケア学会が，すべての死に直面している方にとって緩和ケアを受けることは人権であり，その対応をしていないとしたら政府の怠慢であると糾弾するプラハ憲章を採択した．

2014年には，世界緩和ケアアライアンスおよびWHOがGlobal atlas of palliative care at the end of life 2014[3)]を報告している．この報告では緩和ケアが必要な基礎疾患にも言及しており，1位は心疾患・脳卒中であり約38.5％で，がんはそれ以下のわずか約34％にすぎず，約66％は非がん疾患で占めることが示されている（図1-1-1）．

また，National Hospice and Palliative Care Organization（NHPCO）の報告[4)]によると，アメリカの2013年のホスピス利用患者の基礎疾患は，がんが1位で36.5％であるが，63.5％

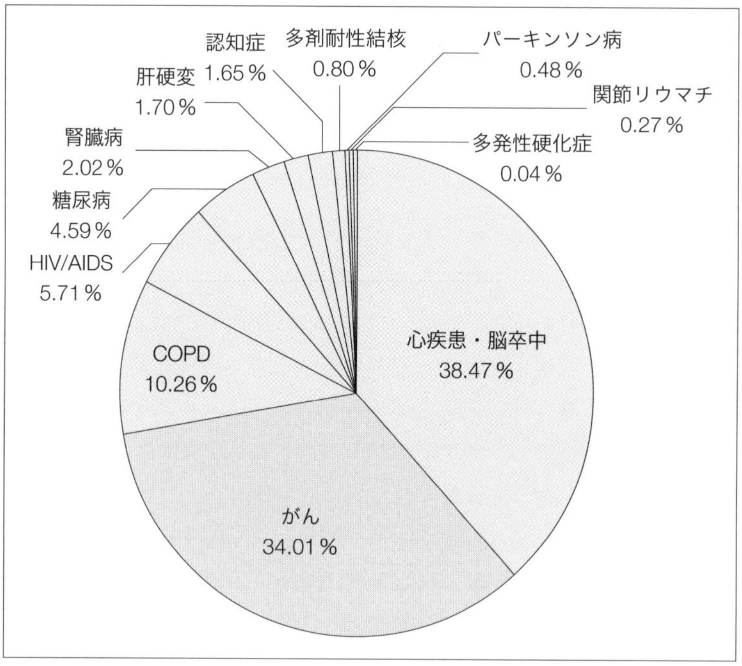

図1-1-1　緩和ケアが必要な基礎疾患（成人患者，N=19,228,760）
1位は心疾患・脳卒中（約38.5％）で，がんはわずか約34％にすぎず，約66％は非がん疾患で占められている．
〔WHO/Worldwide Palliative Care Alliance：Global atlas of palliative care at the end of life 2014. https://www.who.int/nmh/Global_Atlas_of_Palliative_Care.pdf（2021/2/1閲覧）をもとに著者作図〕

は非がん疾患であり（図1-1-2），その後がんの割合はさらに減り，2017年には30％になっている．

このように，世界においては非がん疾患に対する緩和ケアはがんと同様に重要であると認識され，実際に非がん疾患においても緩和ケアが保険診療で行われている．日本は診療報酬上の対応も含め，緩和ケアの施策の対象はがんまたはAIDSであり[5)]，2018（平成30）年度にやっと慢性心不全が追加されたとはいえ，経済的規模からいっても緩和ケア後進国である（図1-1-3）．診療報酬に縛られることなく，緩和ケアはすべての疾患を対象として行われるべきではあるが，医療界を含めまだまだ浸透しているとはいいがたい．

がん・非がん疾患の緩和ケアの違いと日本の状況

がんの緩和ケアとがん以外の疾患の緩和ケアには共通点もあるものの，異なる点がある．非がん疾患はがんとは疾患の軌跡が異なり，病期が長く，介護問題や経済的問題も関与しやすい．増悪と回復を繰り返すこともあり，予後予測が難しい．回復可能な増悪状態を有することは，意思決定を行うにあたり複雑な判断を迫られることになる．

緩和ケアの対象となる非がん疾患の患者は高齢であったり，認知機能低下や意思表明力

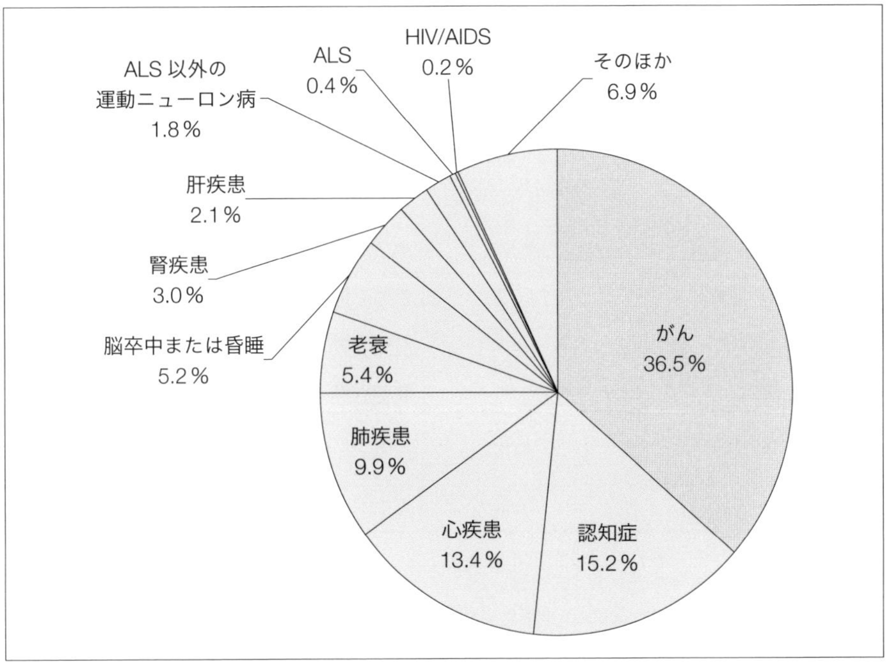

図1-1-2　アメリカの2013年のホスピス利用患者の基礎疾患
がんが1位で36.5％であるが，63.5％は非がん疾患であることがわかる．
〔National Hospice and Palliative Care Organization：NHPCO 2014 National Summary of Hospice Care. https://www.nhpco.org/wp-content/uploads/2019/06/NDS_2014_National_Summary.pdf（2021/2/1閲覧）をもとに筆者作図〕

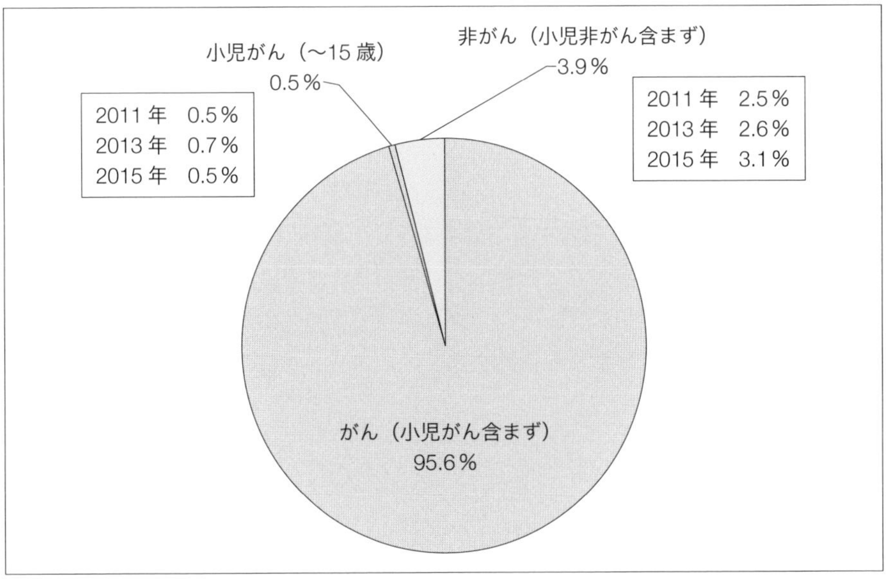

図1-1-3　2017年度日本緩和医療学会緩和ケアチーム登録データ（全国517施設，91,700人）
入院患者を対象とした緩和ケアチームのコンサルテーション実績の対象区分を示す．
〔日本緩和医療学会：2018年度緩和ケアチーム登録（2017年度チーム活動）結果報告．http://www.jspm.ne.jp/pct/report_jspmpct2018.pdf（2021/2/1閲覧）をもとに筆者が作図し，2011〜2015年データを加筆〕

表1-1-2　在宅非がん疾患患者の疾患別症状

疾患群	N	最後の1週間の症状			
		中等度以上の苦痛	1	2	3
脳卒中	55	12.9%	嚥下障害 80%	喀痰 73.3%	呼吸困難 68.8%
認知症	47	6.9%	食思不振 75%	嚥下障害 70.9%	発熱 63.3%
神経難病	28	21.4%	嚥下障害 100%	呼吸困難 94.4%	喀痰 94.1%
老衰	27	4.8%	食思不振 100%	便秘 81%	嚥下障害 77.3%
呼吸器疾患	26	50%	呼吸困難 100%	喀痰 88.2%	食思不振 87.5%
慢性心不全	14	25%	呼吸困難 100%	喀痰 87.5%	便秘 87.5%
慢性腎不全	12	30%	浮腫 81.8%	食思不振 81.8%	呼吸困難, 排尿障害, だるさ 50%
全体	242	16%	食思不振 83.3%	嚥下障害 72.3%	呼吸困難 70.9%

非がん疾患の緩和ケアはがんとは異なる難しさをもつ．疾患によって苦痛症状が異なり，単なる疼痛緩和では不十分であることがわかる．
〔平原佐斗司，他：非がん疾患の在宅ホスピスケアの方法の確立のための研究．2006年度後期在宅医療助成・勇美記念財団助成より/平原佐斗司：循環器疾患における緩和ケアの提供体制について〜在宅医療における現状と課題〜．がん等における緩和ケアの更なる推進に関する検討会　循環器緩和ケアWG（資料7），厚生労働省，2017より引用〕

の低下などにより，意思決定能力が低下していることが多く，どのように本人の意思を尊重すればよいのかという対応方法も難しくなる．また，疾患によって苦痛症状が異なり（表1-1-2），単なる疼痛緩和では不十分である[6)]．幅広い知識と経験の蓄積が必要な分野であるにもかかわらず専門家が少ないことも，非がん疾患の緩和ケアが浸透しない原因の一つとなっている．

さらに，日本は世界のなかでも特殊な状況にある．これまで人類が経験したことのないスピードで高齢化が進んでいる日本は，高齢多死時代に突入しており[7)]，今後急速に後期高齢者の死亡者数が増大する（図1-1-4）．その基礎疾患はもはやがんではなく，非がん疾患が多くなっていくことが予想される（図1-1-5）[8)]．その意味で，世界のなかでもっとも非がん疾患の緩和ケアのニーズが高い国であるにもかかわらず，現状はまったく追いついていないことに非常に危機感を感じている．

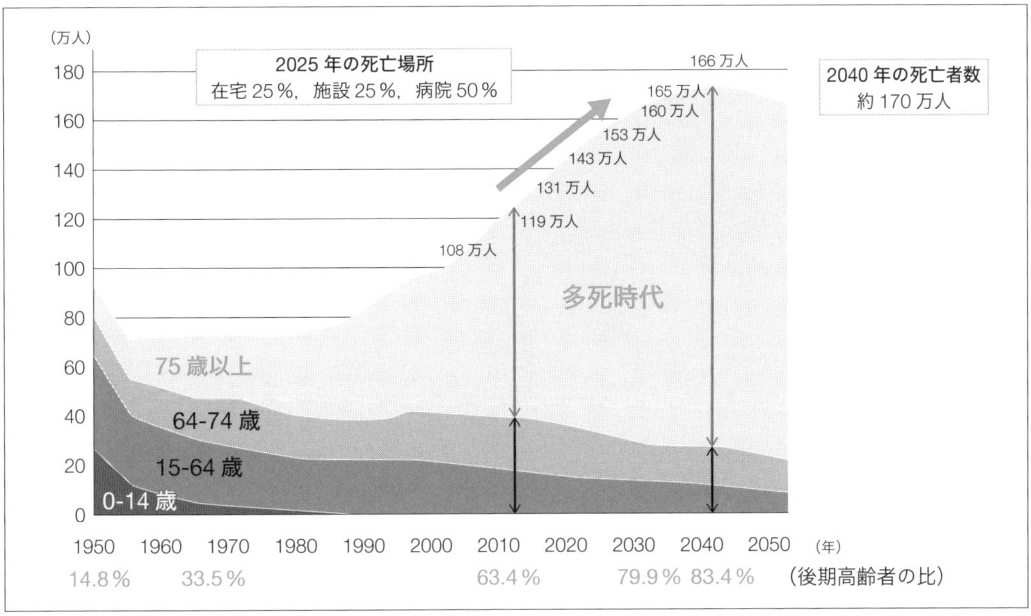

図1-1-4　年代別の年間死亡者数の推移
〔国立社会保障・人口問題研究所：日本の将来推計人口中位推計をもとに作成〕

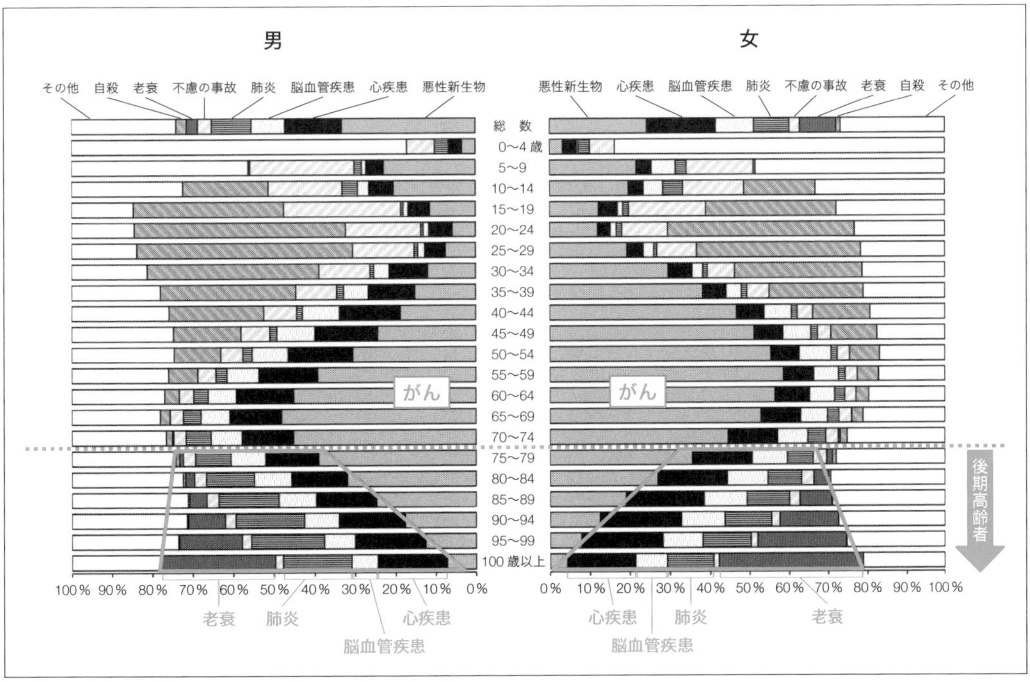

図1-1-5　性・年齢階級別にみたおもな死因の構成割合（平成26年）
〔厚生労働省：平成26年人口動態統計月報年計（概数）の概況より引用〕

一般病棟が目指すべき緩和ケアとは

一般病棟では，がんに限らずエンドオブライフを意識せざるをえない方々，人生のまとめに入らざるをえない患者を多く看ている．一般病棟であるからこそ，すべての患者に緩和ケアが必要であることがより実感できるのではないか．

緩和ケアには一次緩和，二次緩和，三次緩和があるのではないかと思っている．一次緩和は，すべての医療・ケア従事者が身につけるべき考え方とスキルである．二次緩和は専門領域の緩和ケアであり，各領域の終末期ケアを得意とする医療・ケア従事者により行われる．三次緩和ケアは，緩和ケアを専門としている医療・ケア従事者によるもので，一次，二次緩和ケアからコンサルテーションも受けるというイメージである（図1-1-6）．

一般病棟における緩和ケアは，一次緩和をベースにしながら一部二次緩和が必要となる領域ではないかと思われる．ぜひ，一般病棟から本来の緩和ケアを広げていっていただきたいと切に希望する．

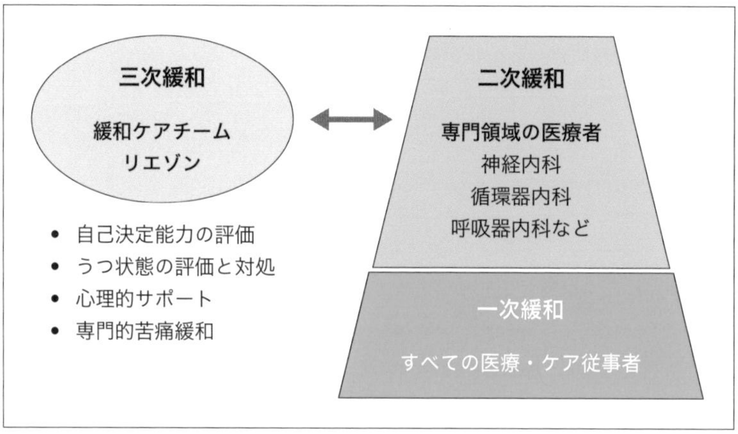

図1-1-6　非がん疾患の緩和ケア体制

文献

1）World Health Organization：Palliative care. http://www.who.int/cancer/palliative/definition/en/（2021/2/1閲覧）
2）柏木哲夫：生と死の医学（1）終末期医療をめぐるさまざまな言葉．綜合臨床，56(9)：2744-2748, 2007.
3）WHO/Worldwide Palliative Care Alliance：Global atlas of palliative care at the end of life 2014. https://www.who.int/nmh/Global_Atlas_of_Palliative_Care.pdf（2021/2/1閲覧）
4）National Hospice and Palliative Care Organization：NHPCO 2014 National Summary of Hospice Care. https://www.nhpco.org/wp-content/uploads/2019/06/NDS_2014_National_Summary.pdf（2021/2/1閲覧）
5）日本緩和医療学会：2018年度緩和ケアチーム登録（2017年度チーム活動）結果報告．http://www.jspm.ne.jp/pct/report_jspmpct2018.pdf（2021/2/1閲覧）
6）平原佐斗司，他：非がん疾患の在宅ホスピスケアの方法の確立のための研究．2006年度後期在宅医療助成・勇美記念財団助成．
7）国立社会保障・人口問題研究所：日本の将来推計人口中位推計．
8）厚生労働省：平成26年人口動態統計月報年計（概数）の概況．2015.

2 わが国におけるがん医療の変遷と緩和ケアの拡がり

はじめに

悪性新生物（がん）は，1981年にわが国の死亡原因の第1位となって以降，依然として1位のままであり（2018年死亡者数1,362,470人のうち，がんでの死亡者数373,584人[1]），2017年に全国で新たにがんと診断された例は977,393例にのぼる[2]．わが国では，多くのがん患者が一般病棟で治療を受け，死を迎える現状に対して，さまざまな対策がとられてきた．緩和ケアは，がん医療，死にゆく患者に対するケアという文脈のなかで広がり，医療政策が呼応することで多様化，深化してきた．近年，がん以外の疾患における緩和ケアの必要性が議論され，本書でもその実際が解説されているが，緩和ケアの実践にあたっては，まずがん医療において緩和ケアがどのような経緯で生まれ，発展していったかを理解することも重要である．そこで本稿では，わが国のがん医療政策および緩和ケアの変遷を，一般病棟における緩和ケアの実践や課題にも言及しながら述べていきたい．

日本におけるホスピスケア・緩和ケアの始まり

1 緩和医療・ケアの概念の導入と浸透

日本における緩和医療・ケアは，1970年代のホスピスケアの概念の導入から始まったといえる．がん治療の選択肢が少なく，症状緩和についても確立されていない時代，がんは「不治の病」ととらえられ，患者は病名も知らされないまま，がんの痛みを抱えながら死を迎えていた．1960年代，欧米ではそのような医療者主導の医療の在り方や延命治療などへの批判から，死を前にした患者への適切な医療・看護を求めるホスピス運動が起こった．こうした欧米での動きを受けて，わが国でも，1973年，淀川キリスト教病院においてODCP（Organized Care of Dying Patient）という末期患者に対するチームアプローチが始まった．また，東京都大田区では在宅で看取るための「ミニ・ホスピス」が開始され，1981年には聖隷三方原病院に日本で初のホスピスが誕生した[3]．その頃の日本は，1976年を境に医療機関での死亡が在宅死を上回り徐々に増加しており[4]，治療・延命・救命を主体とする医療施設において，「死」も医療者中心に進められていた．このような状況に対する疑問や恐怖から，国民の間でも終末期医療やホスピスケアに対する関心が高まっていた．

1987年，WHOの「がんの痛みからの解放　WHO方式がん疼痛治療法」が翻訳出版され[5]，わが国でもモルヒネを代表とする医療用の麻薬を適切に使用し，がんの痛みを緩和する方策が示された．しかし，医療者や国民の間に「モルヒネは死期を早める」などの誤解があり，一般病棟では医療用麻薬の使用に消極的で，日本は欧米諸国に比べて医療用麻薬の消費量が非常に少ない状況が続いた．

2 ホスピス・緩和ケア病棟の増加

1989年，厚生省（2001年より厚生労働省）から「末期医療に関するケアの在り方の検討会」報告書が出され，それに基づき，1990年には保険上の診療報酬で「緩和ケア病棟入院料」の算定が開始された[6]．緩和ケア病棟の運営が比較的しやすくなったこともあり，終末期がん患者を対象とした病院内の施設を中心に，緩和ケアが提供されていった[3]．

1993年にはWHOの「がんの痛みからの解放とパリアティブ・ケア」が翻訳出版され[7]，「緩和ケアはがんの末期だけではなく治療と同時に行われるもの」と示された．しかし当時はまだ，「緩和ケアはがんの治療法がなくなった患者が治療をあきらめた時に行われるもの」という認識が一般的であった．また，ホスピス・緩和ケア病棟は徐々に増加していたものの，1999年のがん死亡者数が290,556人[8]であったのに対し，病棟数は70施設1,294床[9]と少なく，最期の時ですら専門的な緩和医療・ケアを受けられる人は非常に少ない状況にあった．

医療者主体の医療から患者主体の医療へ

1 「インフォームド・コンセント」と「個人情報保護」

かつては，がんなどの予後不良の疾患をもつ患者本人に病名や予後が知らされることはなく，家族だけに伝えるのが慣行であり，本人に伝えるのは家族の希望があった場合のみであった．また，治療の選択は医師に任せるといういわゆる「お任せ医療」が一般的であった．しかし，1990年代になり，患者主体の医療を提供し，患者の自律性を尊重するための「インフォームド・コンセント」について議論がなされるようになり，1995年には厚生省より「元気が出るインフォームド・コンセント」という報告書が出された[10]．そして，医療法の改正時（1992年，1997年）に，医療の提供にあたって医療者は適切な説明を行い，医療を受ける者の理解を得るよう努めなければならないことが明示された[10]．

また，2003年には「個人情報保護法」が成立し，個人情報を第三者に提供する場合には，原則としてあらかじめ本人の同意を得ることが明記された[11]．

2 患者のQOLを重視したがん治療

2000年代になり，がん患者の5年生存率は向上し，かつては「不治の病」とされていたがんのなかにも，「治るがん」がみられるようになった[12]．がん治療はQOLを重視した手術・放射線・薬物療法を組み合わせた集学的治療が行われ，治療の選択肢も増え，患者自身による自己決定，セカンド・オピニオンなどが重視されるようになった．また，医療技術の発展により，通院でがん治療を受け，病期・病状に合わせて日常生活や仕事を継続する患者も増えており，患者に病名や病状を伝えることはがん治療において不可欠となっている．

3 最期まで患者を尊重し，尊厳を守るための情報提供と支援

2006年の医療法改正により，入院診療計画書，退院療養計画書の作成交付と適切な説明が病院管理者に義務づけられ[13]，一般病棟において病名や病状を説明し，文書で提示することが必須となった．また，がん告知後の支援として，2010年にはがん患者カウンセリング料が新設され（2014年名称変更，がん患者指導管理料）[14]，意思決定支援のための情報提供と相談支援として，2006年にがん診療拠点病院に相談支援センターの設置（2014年以降，がん相談支援センターと標榜）が必須となった[15]．

さらに，患者を尊重し尊厳を守るためには，真実を伝えることが重要と認識され，予後告知に関しても議論が重ねられてきた．予後の正確な予測には限界があるものの，患者が知りたい情報を見極めながら予後が限られていることを伝え，告知後も医療者が身体症状や社会的な苦痛，スピリチュアルペインの緩和を図り，全人的視点から支援することが，患者が尊厳をもって最期まで生き抜くために重要であると考えられている[16]．

がんの診断早期からの緩和ケア

1 がん治療と並行して行われるようになった緩和ケア

一般病棟では「緩和ケア＝終末期医療」という考えが払拭されず，医療用麻薬の使用に消極的な状況が続いていた．しかし，2000年に入り，大きな変化が生じた．QOLを重視したがん治療，拡大手術から機能温存を目指した縮小手術，薬物療法時の支持療法の開発，分子標的治療薬の登場や免疫療法の開発など，目覚ましい医療技術の進歩により，がん患者の生存率が向上し，がんが「不治の病」から「長くつき合う病」となった．それに伴い，療養生活の質向上を目的として，診断の早期から治療と並行して緩和ケアが求められるようになった．一方，緩和ケアに用いる医療用麻薬も，2000年以降さまざまな成分・剤型のものが発売され[17,18]，より個別的な症状緩和が可能となった．

2 追い風を受けて進む一般病棟での緩和ケア

2002年，緩和ケアチームを評価する診療報酬上の「緩和ケア診療加算」が新設され，一般病棟においても専門的な緩和ケアの提供が保険制度上可能となった[3]．そして，2006年に成立し，2007年に施行されたがん対策基本法のがん医療の均てん化の促進などのなかで緩和ケアについて言及され[19]，これに基づくがん対策推進基本計画（以下，がん推進計画）の重点的に取り組むべき課題として「治療の初期段階からの緩和ケア」が位置づけられた[20]．

がん推進計画では，がんの治療時期や療養場所を問わず，患者の状態に応じて切れ目なく適切に緩和ケアが提供されるよう，がん診療に携わる医師が緩和ケアについての基本的な知識・技能を習得すること，専門的な知識・技能を有する緩和ケアチームの整備，緩和ケアチーム・ホスピス緩和ケア病棟・在宅療養診療所などによる地域連携の推進が示された[20,21]．

2012年からの第2期がん推進計画の重点課題では，“治療の初期段階”よりもさらに早期の“がんと診断された時”からの緩和ケアの提供が掲げられた[22]．医師だけではなく，

がん診療に携わるすべての医療従事者が基本的な緩和ケアを理解し，知識と技術を習得することが目標とされた．2017年からの第3期の推進計画でも，分野別施策の「がんとの共生」のなかで，がんの診断の時から緩和ケアが提供できる体制の構築が推進された[23]．

なお，2012年からの第2期がん推進計画では，がんの診断時から確実に緩和ケアが受けられるよう，苦痛のスクリーニングを行うことが示された[20]．苦痛のスクリーニングとは，「診断や治療方針の変更の時に，身体的苦痛や精神心理的苦痛，社会的苦痛など，患者とその家族にとって重要な問題でありながらも取り上げられにくい問題について，医療従事者が診療の場面で定期的に確認し，話し合う機会を確保すること」[24]である．

2015年に国立がんセンターが実施した患者体験調査で，がんと診断された患者の3～4割が苦痛を抱えていることが報告され，同年よりがん診療連携拠点病院（以下，がん拠点病院）で一斉に苦痛のスクリーニングが開始された[25]．また，2019年から，がん拠点病院では緩和ケアの提供体制ではなく，診療提供体制のなかで，病院全体で一貫したスクリーニング手法で行うこととなった[26]．

法律の制定・施行とそれに伴うがん推進計画，がん拠点病院の要件，さらに保険診療上の診療報酬での評価という経済的後押しにより，一般病棟においてがん治療と並行して緩和ケアを提供するための人員確保や体制構築が促進されることになった．

人生の最終段階の医療・ケアの決定―アドバンス・ケア・プランニング

1 アドバンス・ケア・プランニングとは

アドバンス・ケア・プランニング（Advance Care Planning；ACP）とは，「患者・家族・医療従事者の話し合いを通じて，患者の価値観を明らかにし，これからの治療・ケアの目標や選好を明確にするプロセス」[27]である．身体的，心理的，社会的，スピリチュアルな側面を含み，定期的な見直しや代理決定者（本人が信頼していて，本人の意思決定能力がなくなった場合に，本人の代わりに医療やケアについて話し合ってもらいたいと考えている人もしくは人々）の選定などが含まれる[28]．

がんは，診断された時点から死を意識せざるをえない病である．がんの再発や，薬物治療の効果がなくなり次の治療に向かう時，あるいは治療を中止する時などに，何を大切にして，どう暮らしていくのか，人生の最終段階をどう過ごすのかを考えることになる．

かつて，医療現場における人生の最終段階の意向の確認とは，急変時または末期状態で心肺停止となった場合に蘇生をしてほしくない（Do Not Attempt Resuscitation；DNAR）という意向を，患者あるいは家族のみが医療者と決定することを意味していた[29]．しかし，現在では，患者と医療者ががん治療の歩みのなかで，話し合いを重ねながら人生の最終段階について決定するACPへと移行してきている〔ACPの実際についてはCHAPTER 3-2)-②参照のこと〕．

2 わが国におけるACPの導入と提供体制の構築

日本でのACPは，2005年に日本緩和医療学会が実施した緩和ケアに携わる医療従事者に対する教育プログラムにおいて詳細に記述された[30,31]．2007年には，厚生労働省が人生の最終段階の治療・ケアの決定について，「終末期医療の決定プロセスに関するガイドライン」を作成した[30,31]．2006年の富山県射水市における人工呼吸器取り外し事件を契機として，医療者から適切な情報と説明がなされたうえで患者本人の決定を基本とすること，医療の方針は，医師の独断ではなくチームで判断することなどの決定のプロセスが示された[30,31]．本ガイドラインは，2015年に内容はそのままで「人生の最終段階における医療の決定プロセスに関するガイドライン」と名称が変更され，2018年には「人生の最終段階における医療・ケアの決定プロセスに関するガイドライン」に改訂された[30,31]．本改訂ではACPのエッセンスが盛り込まれ，①ガイドライン名称の「医療」の後に「ケア」が追加，②医療・ケアチームのなかに介護職種を含む，③日頃から繰り返し話し合うことの重要性の強調，④代理意思決定者の指定，⑤家族の対象の広がり，⑥話し合いのプロセスの文書での共有などが追加されている[31]．

また，2018年には厚生労働省が，人生の最終段階における医療・ケアについて，本人が家族などや医療・ケアチームと繰り返し話し合うACPの愛称を一般公募し，「人生会議」に決定した[32]．さらに同年には，がん拠点病院などの指定要件として，がん患者や家族に対して，必要に応じてACPを含めた意思決定支援を提供できる体制の整備が新たに含まれ[26]，がんの診断から人生の最終段階までの緩和ケアの提供体制の重要性を示している．

緩和ケアの拡がり―がんから他疾患へ

がん医療政策とともに発展してきた緩和ケアは，がん治療の進歩に伴って支援の対象・内容が拡大しており，また，がんのみならず他疾患へも広がりをみせている．

1 就労支援

がん治療の進歩による生存率の改善，就労可能年齢のがん罹患患者の増加，入院期間短縮による外来通院治療期間の長期化で，離職や解雇を余儀なくされる，仕事を継続するために通院を中断するなどの問題がある[33]．就労の問題は，経済的な負担が増えることや社会とのつながりを失うことによる社会的苦痛，仕事を失うことによる不安や生きがいの喪失といった心理的，スピリチュアルな苦痛を伴う[23]．

第2期がん推進計画における重点課題として，「働く世代や小児へのがん対策の充実」が掲げられ，「がんになっても安心して暮らせる社会の構築」という目標の分野別施策として，「がん患者等の就労を含めた社会的な問題(サバイバーシップ支援)」が明記された[22]．また，2016年のがん対策基本法改正時には，事業主に対し雇用継続への配慮を求めることなど就労についての改正も行われ[34]，2017年からの第3期がん推進計画ではがん患者の就労支援の強化が盛り込まれた[23]．さらに診療報酬においても2018年に療養・就労両立支援指導料が新設され，2020年には算定要件となる対象疾患が，がんのみならず，急性発症した脳血管疾患，慢性肝疾患，指定難病へと拡大された[35]．疾患をもちながら働く世代の治療と就労の両立のための支援体制が検討・整備されている．

2 心不全の緩和ケア

2002年，WHOは緩和ケアの定義を「生命を脅かす病に関連する問題に直面している患者とその家族のQOLを，痛みやその他の身体的・心理社会的・スピリチュアルな問題を早期に見出し的確に評価を行い対応することで，苦痛を予防し和らげることを通して向上させるアプローチである」[36]と定め，近年では，がん以外の「生命を脅かす病」にも焦点があてられるようになった．非がん疾患のなかでも特に末期心不全は，緩和ケア提供体制が整備されつつある疾患といえる．

入退院を繰り返す高齢の心不全患者数は増加しており，心不全と診断されてからの5年生存率は50％と予後不良であるが，良性疾患であること，入院を要する心不全でも急性期医療で症状が速やかに改善することから，患者・家族は病状を楽観視し，医療者は最期まで侵襲的治療を選択する傾向があるといわれている[37]．

2016年，厚生労働省の「がん等における緩和ケアの更なる推進に関する検討会」で，緩和ケアはがん患者だけではなく循環器疾患などの患者にも必要であることが示された[38]．また，終末期の心不全患者への対応について，日本循環器学会では「循環器疾患における末期医療に関する提言」（2010年）より議論や研究が行われており，2016年，日本心不全学会ガイドライン委員会による「高齢心不全患者の治療に関するステートメント」の終末期医療指針で，ACPと緩和ケアが提唱された[39]．その後，2017年に改訂された「急性・慢性心不全診療ガイドライン」では，緩和ケアは苦痛を抱える心不全患者に対して提供すべき医療と位置づけられ，2018年の診療報酬改定で，緩和ケアの対象疾患に末期心不全が追加された[39]．

心不全とがんでは病態や疾病の進行過程は異なるが，心不全の特性をふまえた緩和ケアの提供体制の構築が進められている．また，緩和ケア・医療は，がん医療を出発として，心不全だけではなく慢性閉塞性肺疾患，神経疾患など，どのような患者に緩和ケアが必要なのかの検討が進められている[40]．

おわりに

緩和ケアは，「がん治療による効果が望めなくなった患者に対し行われるもの」という考え方から，「がんの診断の早期から人生の最終段階まで，病期や療養の場にかかわらず切れ目なく提供するもの」というとらえ方に変わりつつある．このような変化は，がん医療政策によるケア提供体制の整備が追い風となって進み，さらに緩和ケアに関する研究や教育といった学術的な基盤を構築しながら発展してきた．とはいえ，緩和ケアはがん拠点病院を中心として提供されているのが現状であり，がん医療を行う全国どこの一般病棟にも浸透しているかといえば，がんの罹患者数からしても，臨床現場の実感としてもいまだ途上であると言わざるをえない．今後，一般病棟で緩和ケアが浸透していくには，患者の尊厳を守るという看護師の倫理観が出発点となるであろうし，基本的な緩和ケアの知識・技術の普及が重要である．

また，緩和ケアの対象ががん以外の疾患をもつ患者へも拡がりつつある今，緩和ケアに携わる医療者は，がん医療の変遷や社会的環境をふまえて知識・技術を習得し，緩和ケアを受ける患者やその家族のQOLの向上を目指す必要がある．

■ 文献

1）厚生労働省：厚生労働統計人口動態調査，死因簡単分類別にみた性別死亡数・死亡率．https://www.mhlw.go.jp/toukei/saikin/hw/jinkou/kakutei18/dl/11_h7.pdf（2021/2/1閲覧）

2）がん情報センター：最新がん統計．https://ganjoho.jp/reg_stat/statistics/stat/summary.html（2021/2/1閲覧）

3）志真泰夫，恒藤　暁，荒尾晴恵：緩和ケアの歴史と展望．「専門家をめざす人のための緩和医療学」．日本緩和医療学会編，pp.2-10，南江堂，2014．

4）厚生労働省；医療機関における死亡割合の年次推移．https://www.mhlw.go.jp/bunya/shakaihosho/iryouseido01/pdf/tdfk01-02.pdf（2021/2/1閲覧）

5）世界保健機関編，武田文和訳：がんの痛みからの解放　WHO方式がん疼痛治療法．金原出版，1987．

6）多氣田亜希子：ホスピス．「臨床死生学事典」．河野友信，平山正実編，pp.66-267，日本評論社，2000．

7）世界保健機関編，武田文和訳：がんの痛みからの解放とパリアティブ・ケアーがん患者の生命へのよき支援のためにー．金原出版，1993．

8）がん情報センター：がんに関する統計データのダウンロード．全国がん死亡データ．https://ganjoho.jp/reg_stat/statistics/dl/index.html（2021/2/1閲覧）

9）日本ホスピス緩和ケア協会：緩和ケア病棟入院料届出受理施設数・病床数の年度推移．https://www.hpcj.org/what/pcu_sii.html（2021/2/1閲覧）

10）宮脇美保子：事例検討から学ぶ看護実践のための倫理と責任．中央法規出版，pp.40-51，2014．

11）服部健司：インフォームド・コンセントと意思決定の支援　告知患者と家族の間で．「看護学生のための医療倫理」．盛永審一郎，長島　隆編，pp.72-73，丸善出版，2012．

12）平成26年度厚生労働科学研究費補助金第3次対がん総合戦略全体の報告と評価に関する研究班作成/文部科学大臣・厚生労働大臣・経済産業大臣：根治・予防・共生 ～患者・社会と協働するがん研究～がん研究10か年戦略（2014年3月）．https://www.mhlw.go.jp/seisakunitsuite/bunya/kenkou_iryou/kenkou/pdf/gan10y.pdf（2021/2/1閲覧）

13）前田樹海：インフォームド・コンセント．「看護学テキストNiCE　看護倫理　よい看護・よい看護師への道しるべ」．小西恵美子編，pp.102-109，2007．

14）林ゑり子：診療報酬と看護．「ホスピス・緩和ケア白書2019」．日本ホスピス・緩和ケア研究振興財団，pp.7-11，2019．https://www.hospat.org/assets/templates/hospat/pdf/hakusyo_2019/2019-1-1-B.pdf（2021/2/1閲覧）

15）加藤雅志：がん診療連携拠点病院整備の進捗と第二期への展望．保健医療科学，61(6)：549-555，2012．

16）厚生労働省，日本医師会監修，がん緩和ケアに関するマニュアル改訂委員会編集：病名・病状・予後の説明．「がん緩和ケアに関するマニュアル」．日本ホスピス・緩和ケア研究振興財団，2010．https://www.hospat.org/practice_manual-3.html（2021/2/1閲覧）

17）日本ホスピス・緩和ケア研究振興財団：緩和ケアにおける専門医教育の現状と課題　ホスピス緩和ケアの歴史を考える年表．「ホスピス・緩和ケア白書2014」．pp.82-85，2014．https://www.hospat.org/assets/templates/hospat/pdf/hakusyo_2014/2014-3-2.pdf（2021/2/1閲覧）

18）森　雅紀：世界と日本のオピオイド事情．緩和ケア，29(2)：101-107，2019．

19）厚生労働省：がん対策基本法．https://www.mhlw.go.jp/shingi/2007/04/dl/s0405-3a.pdf（2021/2/1閲覧）

20）厚生労働省：がん対策推進基本計画．https://www.mhlw.go.jp/file/06-Seisakujouhou-10900000-Kenkoukyoku/gan_keikaku03.pdf（2021/2/1閲覧）

21）加藤雅志：がん対策基本法後にホスピス緩和ケアはどう変わったかー成果と残された課題ー．「ホスピス・緩和ケア白書2011」．日本ホスピス・緩和ケア研究振興財団，pp.6-12，2011．https://www.hospat.org/assets/templates/hospat/pdf/hakusyo_2011/2011_2.pdf（2021/2/1閲覧）

22）厚生労働省：がん対策推進基本計画．平成24年6月．https://www.mhlw.go.jp/file/06-Seisakujouhou-10900000-Kenkoukyoku/gan_keikaku02.pdf（2021/2/1閲覧）
23）厚生労働省：がん対策推進基本計画．平成30年3月．https://www.mhlw.go.jp/file/06-Seisakujouhou-10900000-Kenkoukyoku/0000196975.pdf（2021/2/1閲覧）
24）前掲23），p.44.
25）久保田陽介：わが国における緩和ケアと苦痛スクリーニング．がん看護，24(5)：431-433，2019.
26）厚生労働省健康局長：がん診療連携拠点病院等の整備について．平成30年7月31日．https://www.mhlw.go.jp/content/000347080.pdf（2021/2/1閲覧）
27）木澤義之：アドバンス・ケア・プランニング（ACP）－今に至るまで．緩和ケア，29(3)：195，2019.
28）木澤義之：アドバンス・ケア・プランニング（ACP）－今に至るまで．緩和ケア，29(3)：195-200，2019.
29）近藤まゆみ：その人らしさを支えるアドバンス・ケア・プランニング（ACP）．がん看護，22(7)：667-670，2017.
30）木澤義之：人生の最終段階における医療・ケアの決定プロセスに関するガイドラインの要点とその変更点．緩和ケア，29(3)：201-210，2019.
31）阿部泰之：正解を目指さない！？意思決定⇔支援　人生最終段階の話し合い．pp.11-43，南江堂，2019.
32）厚生労働省：報道発表資料　ACP（アドバンス・ケア・プランニング）の愛称を「人生会議」に決定しました．https://www.mhlw.go.jp/stf/newpage_02615.html（2021/2/1閲覧）
33）八巻知香子：がんの治療と仕事の両立からみた政府主導「働き方改革」の整合性と課題．日本健康教育学会誌，26(3)：305-312，2018.
34）坂本はと恵，高橋　都：がん治療を受けながら働く人々が抱える問題とその支援．日本労働研究雑誌，59(5)：13-24，2017.
35）杉本恵申編：診療報酬点数早見表2020年4月版．pp.274-276，医学通信社，2020.
36）日本緩和医療学会：「WHO（世界保健機関）による緩和ケアの定義（2002）」定訳．https://www.jspm.ne.jp/proposal/proposal.html（2021/2/1閲覧）
37）安斉俊久：心不全に対する緩和ケアが注目されている経緯．「ホスピス緩和ケア白書2020」．木澤義之，志真泰夫，高宮有介，他編，pp.8-13，青海社，2020.
38）木澤義之：わが国の政策と診療報酬の動向．緩和ケア，27(増刊)：8-11，2017.
39）佐藤幸人：わが国の心不全緩和ケアの現状　心不全緩和ケアの概要と展望．「ホスピス緩和ケア白書2020」．木澤義之，志真泰夫，高宮有介，他編，pp.14-17，青海社，2020.
40）浜野　淳：どのような患者に緩和ケアが必要なのか？　緩和ケア，27(増刊)：2-7，2017.

3 完治を望めない病を患った人とその家族の全人的苦痛と看護

はじめに

完治を望めない病を患った人はさまざまな苦痛を抱えている．したがって，看護師が行う緩和ケアも患者や家族が抱えているあらゆる苦痛が対象となり，病を経験している患者やその家族の存在全体をみてかかわることが求められる．本稿では，患者や患者にかかわる人々の全人的苦痛に対する緩和ケアにおいて，看護師が果たすべき役割を考えていきたい．

全人的苦痛のとらえ方

ホスピス・緩和ケアの母といわれる医師のシシリー・ソンダースは，患者が抱える苦痛は身体的苦痛のみではなく，精神的苦痛，社会的苦痛，スピリチュアルな苦痛が互いに絡み合っている複雑なものであり，これらを全人的苦痛としてとらえることを提唱した．つまり，完治を望めない病を患った患者は，痛みやその他の不快症状に伴う「身体的苦痛」のみならず，不安，怒りなどの「精神的苦痛」，仕事や家庭の問題，経済的負担などの「社会的苦痛」，自己の存在の意味を脅かす「スピリチュアルな苦痛」を体験しており，緩和ケアの目的も，症状緩和のみならず，患者やその家族全体をとらえ，すべての苦痛を緩和することにあるという考え方である．

患者の全人的苦痛（トータルペイン）は図1-3-1のように表される[1]．臨床の場面では，これらの4つの側面が均等に現れてくるのではなく，また，それぞれの苦痛が現れる順序や度合いも患者によって異なる．

- **身体的苦痛**：患者自身の訴えや，観察可能な症状として現れ，それに伴う日常生活の支障が顕在的な苦痛として理解できる．
- **精神的苦痛**：病気の不安や見通しが立たない不満など，精神的なさまざまな喪失体験をもつ患者の苦しみが現れる．
- **社会的苦痛**：経済的負担や家庭内の問題に伴う苦痛であるが，医療者にはあまり積極的に語ることはないため，関心を向けなければ社会的苦痛として気づきにくい．しかし，現実的な生活問題として切実な悩みや具体的な対応策を必要としていることがある．
- **スピリチュアルな苦痛**：完治の望めない病を患った脅威を通じて，今まで隠されていた自分の生きる意味への問いや人生への問いに向き合わざるをえなくなることによる苦悩であり，この苦悩と向き合うなかで，患者は自分の内面の価値観の変化や超越者（神仏）の存在，自然への問いかけを体験する．

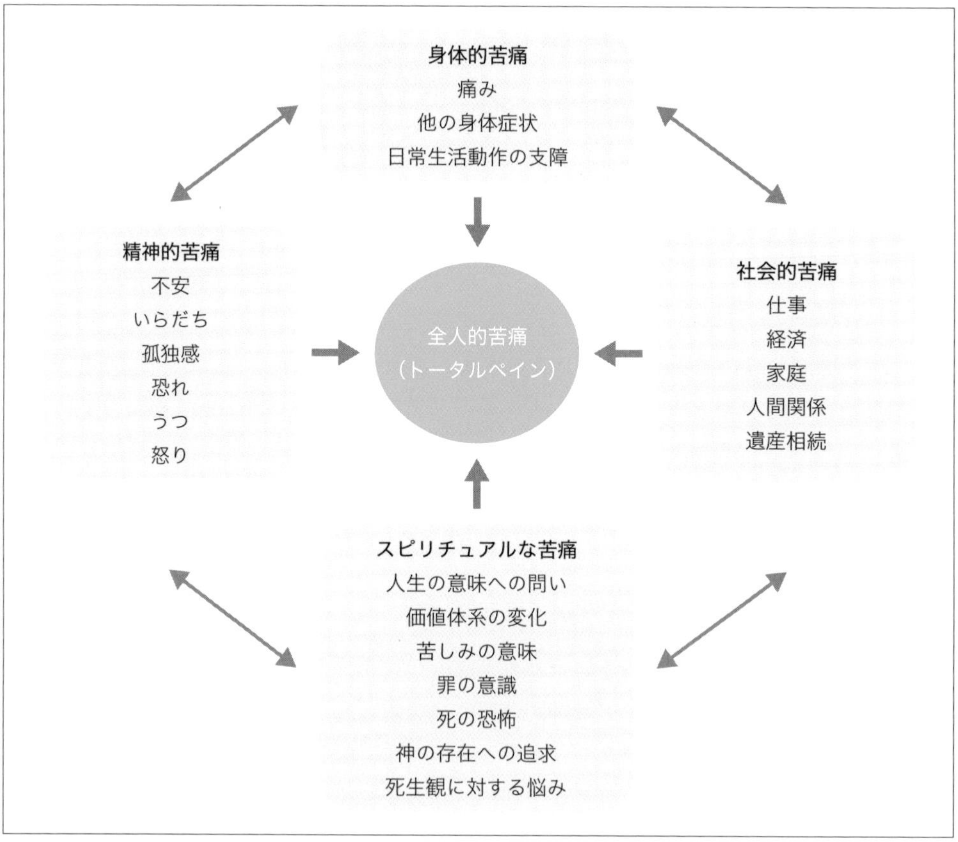

図1-3-1　全人的苦痛（トータルペイン）
（恒藤　暁：最新緩和医療学．pp.6-7，最新医学社，1999をもとに作成）

全人的苦痛に対する緩和ケア

1 身体的苦痛へのアプローチ

身体的苦痛を緩和するための症状マネジメントは，診断された時点から病期のどの段階においても不可欠である．看護師には，対象者の身体的苦痛を緩和し，生活行動面への影響を最小限にするケアが求められる．そこで，まず症状のアセスメントと対応に関する知識をもち，基本的な緩和ケアの技術を習得することが重要である．

病気に伴う身体や身体機能の変化・喪失をどのように受け入れ，どのような援助を受けるかは，その人がそれまでの人生で培ってきた価値観にかかわるものである[1]．また，症状は「患者自身が体験している主観的なものである」と理解し，患者を主体として症状マネジメントに取り組む必要がある．

このような患者を主体とした症状マネジメントの統合的アプローチである Integrated Approach to Symptom Management（IASM）[2] を紹介する（図1-3-2）．まず看護師は症状を定義し，患者自身がどのように体験しているのか，日常生活の遂行にどのような支障をきたしているのかという視点でアセスメントを行う．そして，患者自身の体験を傾聴し，症

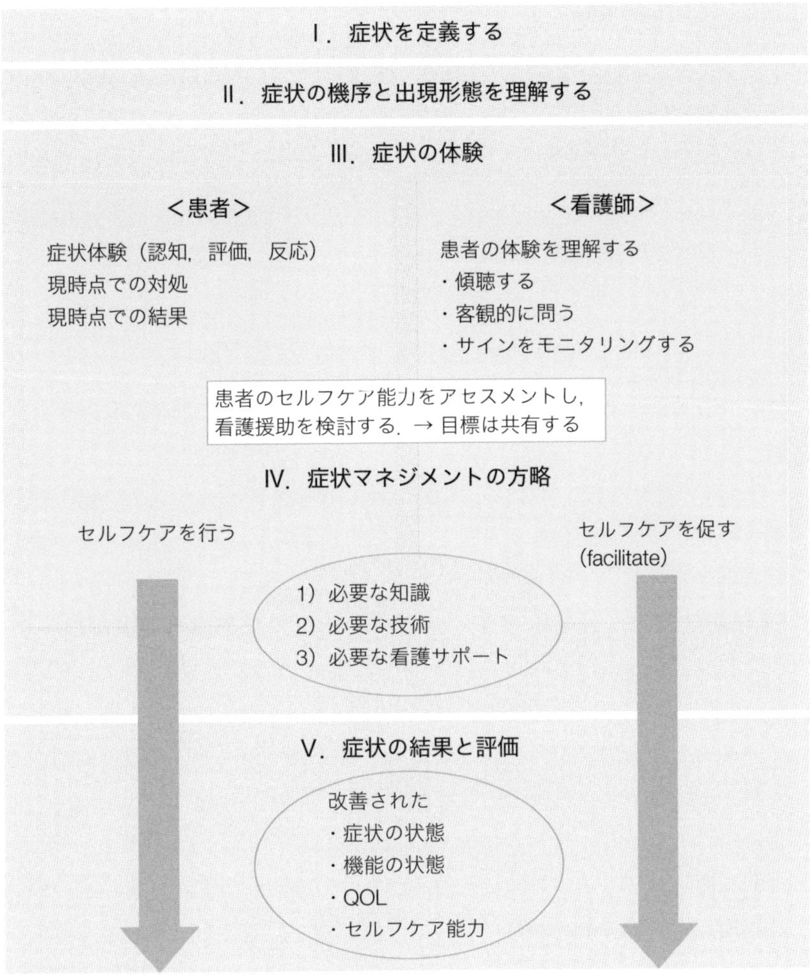

図1-3-2　**症状マネジメントのための統合的アプローチ（IASM）**[*1]
〔兵庫県立大学がん看護学講座IASM研究班（内布敦子，他）：The Integrated Approach to Symptom Management看護活動ガイドブック改訂版Ver.11．2017（未出版）．http://sm-support.net/program/data/iasm_guidebook.pdf（2021/2/1閲覧）[2)]より引用．なお，IASMの最初の発表はLarson PJ, Uchinuno A, et al：An Integrated Approach to Symptom Management. Nursing & Health Sciences，1(4)：203-210，1999．また，「IASMによる看護活動ガイドブック」の最初の発表は，内布敦子，他：The Integrated Approach to Symptom Managementを応用した看護活動ガイドブック．別冊ナーシングトゥデイ，12, 178-184，1998.〕

状の程度や出現のパターンをアセスメントツールなどを用いて質問し，症状の変化や日常生活行動を観察する．症状がもたらす苦痛がどれくらい生活の支障に影響しているのか，どのような方略をとろうとしているのかを理解し，改善するための目標を患者とともに考え，実行し，その結果を確認する．

＊1　本図の「Ⅰ．症状を定義する」「Ⅱ．症状の機序と出現形態を理解する」については，おもな症状を取り上げてCHAPTER 2にて解説しているので参照されたい．

表1-3-1　IASMの流れ

1. 症状の定義を明らかにする
2. 症状のメカニズム（機序）と出現形態を理解する
3. 患者の体験（知覚，評価，反応）とその意味を理解する
4. 症状マネジメントの方略を明らかにする
5. 体験と方略，その結果を明らかにし，セルフケア能力の状態で該当するレベルを判断する
6. 看護師が提供する知識，技術，サポートの内容を決定し実施する
7. 看護活動による効果を測定する

〔兵庫県立大学がん看護学講座IASM研究班（内布敦子，他）：がん患者の症状マネジメント　ケア・キュア融合型症状マネジメントモデルの開発　症状マネジメントの統合的アプローチ（IASM）を理解するために．http://sm-support.net/program/index.html#03（2021/2/1閲覧）[3] より引用〕

IASMの流れを表1-3-1に示すが，看護師は患者のセルフケア能力のレベルを判断し，それに合わせて全面的なサポート，部分的サポート，支持・教育的なサポートを行う（IASMの詳細は文献2，3を参照されたい）．

2 精神的苦痛・社会的苦痛・スピリチュアルな苦痛へのアプローチ

全人的苦痛への現実的なアプローチは，日々の看護実践で築いた援助関係を基盤として，病気や症状といった話題以外の対話のなかで気づくものであろう．苦痛のスクリーニングで精神的・社会的苦痛の程度を知ることはできても，その背景に何があるのかを理解しなければ適切なアプローチ方法はわからない．精神的苦痛に対しては，十分に時間をかけて患者の話に傾聴し，患者の状況や感情の理解に努めながら接する姿勢が重要である[1]．社会的苦痛については，医療費や生活費などの経済的な問題，家族員の闘病に伴う家族役割の変化，就労の問題，療養の場の選択や看病・介護をめぐる問題，葬儀や遺産相続の問題などが，患者や家族にとって大きな悩みとなっていることもあるため[1]，必要に応じて援助を検討する．

たとえば，社会的苦痛の一つとして，患者が経済的な不安を訴えることがある．しかし，これを単に治療費や生活費の問題としてとらえてしまうと，他の職種に情報提供するだけで終わってしまう．その背景の語りを注意深く聴くなかで，病気になった経緯，家族や友人，職場の関係性の変化や社会的役割の喪失，家庭内役割の変化に伴う孤独感などが浮かび上がってくる．特に壮年期の患者にとって，「仕事」や「家庭」と治療の両立という課題は大きく，それを全人的苦痛としてとらえていくことが重要である．病状の進行に伴って医学的な予後はある程度示されても，患者・家族にとっては，実際にこの先いつ・どのような変化が起こるかが明確にわからないなか，「治療や苦痛にどう対処するか」「療養の場所はこのままでいいのか」「家族の仕事や育児はどうするのか」という現実的課題に直面し，さまざまな選択を迫られている．また，完治が望めない病を発症した若年の患者の場合，親や兄弟姉妹，同級生，学校生活のなかでこれまで大事にしてきたこと，あるはずの将来の夢が途絶し，重要な関係性が失われて孤立し，現在の生の意味を失う恐れがある．

仕事や学校生活は，その人の生きがいやその人らしい人生を支えるものであり，終末期

<死> 時間存在である人間	⇒	将来を失う	⇒	無目的 現在の意味が不成立
<死> 関係存在である人間	⇒	他者との関係を失う	⇒	自己存在の意味喪失
<死> 自律存在である人間	⇒	自立と生産性を失う	⇒	無価値感 依存 / 負担

図1-3-3　スピリチュアルペインの構造とアセスメント
〔村田久行：スピリチュアルペインの構造とケアの指針．ターミナルケア，12(6)：521-525，2002[5] より許諾を得て転載〕

時間存在	⇒	死をもこえた将来を見出す	⇒	新たな現在の意味の回復
関係存在	⇒	死をもこえた他者を見出す (生の回顧)	⇒	その他者から自己の存在意味を与えられる
自律存在	⇒	知覚・思考・表現・行為 各次元での自律を悟る	⇒	自己決定と自律の回復

図1-3-4　スピリチュアルケアのプランニング（指針）
〔村田久行：スピリチュアルペインの構造とケアの指針．ターミナルケア，12(6)：521-525，2002[5] より許諾を得て転載〕

に至っても学校，職場，家庭とのつながりが絶たれることなく，療養できる環境を整えることによって，患者はこれまでの自分の役割や存在意義を確かめることができる．

このようなかかわりは，スピリチュアルな苦痛（スピリチュアルペイン）の理解にもつながる．村田はスピリチュアルペインを「自己の存在と意味の消滅から生じる苦痛」と定義し[4]，人間を時間存在，関係存在，自律存在の観点からとらえ，スピリチュアルペインの構造を示している（図1-3-3）[5]．患者は，死の接近によって将来を失い，現在の意味が不成立となり，目的を失う．他者との関係を失い，自己存在の意味を喪失する．自立と生産性を失うことによって依存や負担が生じ，無価値観（自分を過小評価し否定的になる状態）が生じる[5]．すなわち，死に直面した患者は，残された時間が少ないために未来に希望をつなげることが難しい．また，親しい人々との関係性が絶たれることで自己のアイデンティティを失う．さらに，身体的苦痛や日常生活行動の自立ができなくなると，自分自身で何かを生み出すこと（創造的価値）が失われ，生きる目的が見出せなくなるということである．

村田はスピリチュアルケアの指針（図1-3-4）[5] として，死をもこえた将来を見出し，新たな現在の意味を回復すること，死をもこえた他者を見出し，その他者から自己の存在意味を与えられること，知覚，思考，表現，行為のなかで自律を悟り，自己決定と自律を回復することを提示している．また，恒藤[1]は，「患者の苦痛を傾聴できる忍耐，共感する感受性，かかわりきろうとする意志，しっかりとした人生観や死生観，患者の価値観を尊重し，配慮する謙虚さと包容力，患者がどんな状態になっても慰めと希望を提供できる能力が援助者に求められる」と述べており，人間の生き方の根源に対する援助ととらえている．

全人的苦痛の緩和ケアにおいて看護師に求められる役割

全人的苦痛の緩和の視点から日々の臨床看護の意味を考えると，看護師には，病状や苦痛症状，治療の影響，それらが起こす生活への支障の程度，身体的な変化と喪失による心理的な負担，家族や周囲の人々との関係性の変化やサポートの活用といった関連性を常に総合してケアを組み立てることが求められている．具体的には，表1-3-2[6]のように援助関係から始まった患者–看護師関係が，相互的な人間存在の意味の発見へと深まり，基本的な日常生活の援助や穏やかな環境のなかで自律性が回復し，患者・家族の人生の物語りを聴き届けることによる新たな現在の意味の回復という看護の可能性を見出すことができる（看護の実際についてはCHAPTER 3の各事例参照）．

これまで，わが国の緩和ケアは進行がん患者をモデルとして適用されてきたが，WHOの定義〔CHAPTER 1-1）の表1-1-1参照〕にもあるように，緩和ケアの対象は病名を問わず非がん患者へと広がっている[7]．本書で取り上げる心不全や慢性閉塞性肺疾患，筋萎縮性側索硬化症，認知症などは，いずれもこの病で人生の終焉を迎えるかもしれないことを予期しながらも，患者がそれまでの人生を苦痛なく，穏やかに過ごせることを目的としてQOLを改善するケアが必要である．これらの疾患の病の軌跡にはそれぞれに特徴があるが，慢性に経過する痛みや呼吸困難感，倦怠感，食欲不振などの身体的苦痛や，次第に進行する嚥下障害，運動機能障害，言語的コミュニケーションによる意思伝達の困難などの日常生活の支障が起こってくる．ささいなことも他者に依存せざるをえない状況が長期にわたり，行く末が不明確なまま，治療や療養生活に対する自分自身の意向が尊重されないとしたら，誰しも人生の目的や生きる意味を見失うかもしれない．それゆえ，どの時期にも全人的苦痛を理解して日常生活を整える緩和ケアには大きな意義がある．

また，完治を望めない病を抱えて生きる人にかかわる家族（患者にとって身近な大切な人を含む）も，患者と同じく衝撃や消耗のなかで療養生活の変化に苦悩しており，緩和ケアの対象となる．患者やその家族の語りを聴く際には，その人の人生において，この時期にはどのような発達課題を抱え，家族ライフサイクルのどの段階に相当するのか，この病によって生活の中断や変更を余儀なくされていく時に何がその人の苦しみとなるのか，ということに注意を向けて想像できる力が必要である．

看護師は知り得た情報をもとに院内外のリソースと連携して全人的ケアを実現していくが，折にふれて患者や家族とともにその人の人生の最終段階におけるケアについて話し合

表1-3-2　全人的苦痛（トータルペイン）の看護ケアの可能性

・看護師としての患者・家族と出会い⟶人と人としての出会いへ

お互いに援助関係で始まった関係性を通して「人は他者の存在があるからこそ，そのなかで自分の存在の意味が与えられている」ということに気づき，人の間で「生かされている」ことの実感を得る.

・おだやかな環境の提供

パーソナルスペース，リラクセーション

・日常生活の援助のなかの意図的なケア（飲食・排泄・保清・移動・体位）

身体的・社会的に依存しながら生きていくなかでもなお，患者が「自分には自分の意思で決定できることがある」と実感し，それを尊重して，守ってくれる人（看護師・家族）の存在によって無価値感を深めることなく，「依存しながらうまく生きていける」という自律性に患者が気づく.

・患者・家族の橋渡し　語りの場づくり

・ライフレビュー（その人の人生の回顧）におけるかかわり

看護師は，患者・家族が生きてきた「過去」を振り返る時，確かにそれを聴き届け，その意味づけをしていく過程に参加する存在になる.

（小迫冨美恵：緩和ケアについて.「がん看護の実践-1 エンドオブライフのがん緩和ケアと看取り」. 嶺岸秀子，千﨑美登子編，pp.1-5，医歯薬出版，2008[6] をもとに作表）

い，自分らしく生きるためにどうしたいのかを考え，多職種と協働しながらケアを提供することは，療養中の緩和ケアのみならず，死別後の遺族のグリーフケア（悲嘆ケア）にもつながっていく．また，この過程は，医療者自身が自らの生きる意味を内省する機会ともなるだろう．

■ 文献

1）恒藤　暁：最新緩和医療学．最新医学社，1999．
2）兵庫県立大学がん看護学講座IASM研究班（内布敦子，他）：The Integrated Approach to Symptom Management看護活動ガイドブック改訂版 Ver.11．2017（未出版）．http://sm-support.net/program/data/iasm_guidebook.pdf（2021/2/1閲覧）
3）兵庫県立大学がん看護学講座IASM研究班（内布敦子，他）：がん患者の症状マネジメント　ケア・キュア融合型症状マネジメントモデルの開発　症状マネジメントの統合的アプローチ（IASM）を理解するために．http://sm-support.net/program/index.html#03（2021/2/1閲覧）
4）村田久行：スピリチュアルペインをキャッチする．ターミナルケア，12(5)：420-424，2002．
5）村田久行：スピリチュアルペインの構造とケアの指針．ターミナルケア，12(6)：521-525，2002．
6）小迫冨美恵：緩和ケアについて．「がん看護の実践-1 エンドオブライフのがん緩和ケアと看取り」．嶺岸秀子，千﨑美登子編，pp.1-5，医歯薬出版，2008．
7）緩和ケア関連団体会議作成：世界保健機関（WHO）の緩和ケアの定義　日本語定訳．2018年6月．
8）坂下明大：がん以外の疾患に対する緩和ケア．「ホスピス緩和ケア白書2018」．志真泰夫，恒藤　暁編著，pp.80-83，青海社，2018．
9）村田久行：スピリチュアルケアとは何か．ターミナルケア，12(4)：324-327，2002．
10）村田久行：スピリチュアルケアのプランニング（指針）と方法．ターミナルケア，13(3)：209-213，2003．
11）田村恵子，河　正子，森田達也編：スピリチュアルケアの手引き．青海社，2012．

4 緩和ケアにおけるチーム医療の普及と看護師の役割

はじめに

近年，わが国においてもチーム医療の必要性が強調され，「多職種連携の医療提供」は，一般病院において通常のこととなってきた．また，最近ではコンサルテーション型の専門の医療チーム（以下，専門チーム）活動も診療報酬上で認められてきている．特に，緩和ケアを提供する一般病棟の看護師（以下，ジェネラリスト）が，緩和ケア，精神科リエゾン，栄養サポート，呼吸ケアなどの専門チームを活用する機会は多いだろう．

本稿では，緩和ケアにおいてチーム医療が普及してきた経緯を振り返り，多職種連携の必要性から，専門チームにおける専門看護師（以下，スペシャリスト），ジェネラリストの役割にふれたい．また，ジェネラリストとスペシャリストの連携を深めるための取り組みの一例として，当院の師長会による「チーム医療におけるジェネラリスト育成」の活動を報告する．

緩和ケアにおけるチーム医療の普及

ホスピス・緩和ケアは，20世紀後半から国や社会体制の違いをこえて全世界に広がり，生命を脅かす疾患に直面する患者とその家族の「人生と生活の質」の改善を目的とし，保健・医療・福祉の専門職とボランティアがチームとして提供するケアとして発展してきた[1)]．わが国では，2002年に一般病棟での緩和ケアチームによる診療が評価され，身体・精神の症状緩和を担当する各医師，がん関連の認定または専門看護師，薬剤師が加わったチーム医療（週1回のカンファレンス，計画書の作成など）に，緩和ケア診療加算（1日250点，2020年現在は1日390点）が新設され[2)]，緩和ケアチーム普及および活動の推進につながった．

その後，2006年に「がん対策基本法」が制定され，翌2007年の「がん対策推進基本計画」では，治療の初期段階から緩和ケアに取り組むことが重点課題の一つとして明示された．そして，全人的な緩和ケアの提供体制の整備とともに，緩和ケアの専門的な知識・技術を有する医師・看護師などの医療従事者育成の必要性が明確に示された[3)]．

一方，がんに限らず，終末期における「治療の開始・不開始及び中止等」の医療のあり方は，従来から医療現場で重要な課題であった．2007年には「終末期医療の決定プロセスに関するガイドライン」（厚生労働省）が作成され，できるかぎり早期から肉体的な苦痛などを緩和するとともに，患者本人による決定を基本とすることがもっとも重要な原則として明言された．そして，終末期医療においては，医師だけでなく，看護師や医療ソーシャルワーカー（Medical Social Worker；MSW）などの医療・ケアチームで患者および家族を支える体制を作る必要性が明確化され，チーム医療の推進につながった[4)]．

スペシャリスト（専門看護師・認定看護師）の誕生と専門チームにおける役割

古くからの医療の原型は，1対1の医師・患者関係であり，診療に関連した諸業務（調剤，調理，小検査，保険請求，清掃など）を看護師が担ってきた[5)]．これらが分業化され，薬剤師，栄養士が加わり，診療放射線技師，臨床検査技師などの専門職が誕生した．さらには理学療法士，作業療法士，心理療法士，MSWなどが加わった．そして，1987年の「社会福祉士及び介護福祉士法」によって社会福祉士と介護福祉士が制定された．また同時期に，人口の高齢化，疾病構造の変化，医療内容の高度化および専門化，国民の健康に対する関心の高まりの変化などに伴い，21世紀に向けて看護職者の果たすべき役割などに関する看護制度改革の基本的方向が検討された[6)]．この提言を契機に，「ある特定の専門看護分野において卓越した看護実践能力を有することを認められた者」として専門看護師（1994年），続いて認定看護師（1995年）と，資格制度（ともに日本看護協会による認定）を発足して，特定分野における看護の専門化を図ってきた．

臨床における専門チームの要件としても，専従の看護師にはその特定分野で教育・研修を修了していることが求められる．専門的な視点からアセスメントし，患者・家族がもつ複雑な問題に対応するためである．

緩和ケアの分野では，がん，非がん問わず，「苦痛スクリーニング」が導入され，複雑で多様化した患者の緩和ケアの質を高めるため，専門チームの活用が普及した．スペシャリストは，それぞれの専門チームメンバーとして配属されて活動するようにもなった．その役割には，従来の看護実践に加え，医療チームメンバー間，医療チーム・ジェネラリスト間の調整も含まれる．

緩和ケアにおけるジェネラリストの役割

チーム医療では，多職種，複数の医療チームがかかわることで専門的かつ多角的視点からの医療サービスを提供できる．反面，多職種・医療チーム間に価値の対立やコミュニケーションエラーなどが生じると，連携がうまく図れず問題が生じることもある．そのため，24時間患者のそばにいるジェネラリストにはチーム医療のキーパーソンとしての役割が期待され，専門分化した各職種，医療チームの諸機能を，患者の必要に応じて統合する役割が求められている．筆者らが考えるチーム医療におけるジェネラリストの具体的な役割を以下に示す（詳細は次項で述べる当院の取り組み事例を参照されたい）．

- 患者・家族の全体像をとらえ，ニーズの把握，価値・信念を理解する
- 患者・家族のアセスメントを行い，看護ケアを提供し，必要と考えるリソースがアセスメントできる
- 個々の患者・家族に必要な医療サービスを提供するため，院内の専門職種，医療チームの専門性・役割機能，システムとルールを把握し，必要時に活用できる
- かかわる他職種・医療チームに看護アセスメント・ケアについて説明し，情報共有・連携を推進することができる
- 医療チームメンバーがもつそれぞれの価値観・専門性を理解し，医療チーム間の葛藤，対立などが生じている際には患者・家族の立場に立って意見を述べることができる．適宜，同僚・上司・専門看護師・認定看護師などの人材リソースに相談することができる

また，24時間患者に寄り添っているジェネラリストには，上記のような医療チームの諸機能を統合する役割に加え，緩和ケアの効果の促進につながる日常生活行動の援助も求められる．在宅で日常生活のケアが行き届いていない場合には，外来診療の合間で患者・家族を支援することも重要な役割といえる．当たり前のように提供している日常生活の援助であっても，「緩和ケアのエッセンス」を意識すると，患者との相互交流がケアリングとなり，苦痛が和らぐ．さらに，家族を交えて日常生活のケアを行うことも家族ケアにつながる．ここでは，清潔・食事・排泄・睡眠・ポジショニングにおいて緩和ケアの効果を促進させる援助のポイントを紹介する．

1 清 潔

清潔ケアは，単に患者の身体を清潔にするだけでなく，気分も爽快になり，「体を動かしてみよう」という意欲や将来への希望など前向きな気持ちにつながることもある．一方で，「今までできたことができない」という自尊心の低下や，「人に肌を見せる」ことの羞恥心に配慮したケアが求められる．

2 食 事

食事は生命維持に直結するものである．口から食べることがもっとも望ましいが，病状などによっては栄養摂取方法を変更せざるをえないこともある．医師や栄養士と協働して食事メニューを考え，その人の状況に合わせて「味わう」ことを重視した食べ方を検討する．また，理学・作業療法士と協働して，食べる姿勢や食事のセッティング方法を工夫することも必要である．

3 排 泄

排泄ケアは，清潔ケアと同様に自尊心や羞恥心への配慮が必要である．また，「できるかぎり人の手を借りたくない」と考える人も少なくない．したがって，安楽に行う方法や「自身でできないこととどのように折り合うか」を話し合ったり，理学・作業療法士と協働して筋力維持や動き方の工夫を検討・提案する必要がある．

4 睡 眠

不眠は体力を奪う要因となる．また，夜間の不眠は孤独や不安，身体的苦痛を強くし，

生活のリズムが崩れることによってせん妄を引き起こすこともある．睡眠や休息の確保には，タッチングしながら話を聴いたり，日中の適度な運動や眠剤の調整などが必要といえる．

5 ポジショニング

自分で体を動かせない，動かす気力・体力がない場合は，安楽や気分転換を図り，褥瘡や誤嚥および拘縮などの合併症を予防するために体勢を整える援助が重要である．

このように，緩和ケアにおける日常生活行動の援助は一つ一つがつながっており，「生きることを支える援助」といっても過言ではないだろう．患者の生活スタイルの変化や，身体機能の維持・回復すべてにおいて，患者・家族，医療者が連携・協働し，切れ目のないケアを提供することがもっとも重要といえる．

チーム医療におけるジェネラリスト育成—当院師長会の取り組みから

上記で述べたスペシャリスト，ジェネラリストの役割を最大限に発揮するためには，各々が緩和ケアにおいて求められる能力を備え，連携することが不可欠である．しかし，この連携の段階でさまざまな課題に直面している方は多いのではないだろうか．そこで，本稿の最後に，ジェネラリストとスペシャリストの連携を深めることを目的として当院で行った取り組みを紹介したい．

この取り組みは，臨床の場の看護の力を高めるために看護部で企画した，看護師長によるグループ活動の一つである（2016年から3年間の自主企画）．専門チームが相次いで発足した当院（特定機能病院）では，ジェネラリストとスペシャリストが連携し，緩和ケアや医療を受ける患者・家族にかかわっている．しかし，連携によってケア方針の立案がスペシャリスト任せになったり，かかわる医療者が増えることによって患者が同じことを何度も話さなければいけないといった課題も出てきた．そこで，師長会活動の「チーム医療グループ」において，病棟と専門チームとの連携について検討することになった．連携を深めることが患者・家族への質の高いケア提供につながると考えたグループは，「チーム医療のあるべき姿」として，スペシャリストに任せるだけではなく，ジェネラリストの力も引き出したいと考えていた．

そこで，(1) 文献レビューとジェネラリスト育成の現状調査を行い，事例検討から抽出しした「卓越したジェネラリストに必要な資質」を基に「チーム医療におけるジェネラリストの役割」を明文化し，(2)「チーム医療における看護師の役割」を図式化した．そして，(3)「チーム医療におけるジェネラリスト育成」としての取り組みを評価し，看護研修・教育センターと調整して，集合研修に取り入れた．以下に，その概要を述べる．

1 「チーム医療に必要なジェネラリストの役割」の明文化（活動1年目）

ジェネラリストの役割[7)]は，「広い視野でケアの対象となる患者をみつめ，健康の維持・増進に向かって，また療養生活の継続に向かって必要な看護専門職としての力を発揮すること」であり，医療の専門分化が進む現在ではジェネラリストの力の発揮がよりいっそう求められている．その育成として，看護基礎教育ではコアとなる看護実践能力のひとつとして「ケア環境とチーム体制整備に関する実践能力」が言及されている[8]．

職業人として第一歩を踏み出した看護師の生涯教育として厚生労働省は「新人看護職員研修ガイドライン」[9]，全国レベルで共通した実践能力指標として日本看護協会は「看護師のクリニカルラダー」を開発[10]し，チーム医療の構成員としての役割を理解し協働する力を培っている．

当院でもすでにこれらを導入していたが，ジェネラリスト育成の一環であるリーダーオリエンテーションの内容調査では，「チーム医療」は含まれているものの，相次いで発足した専門チームとの連携については言及されていなかった．一方で，それぞれの病棟では，患者に寄り添って苦痛緩和に努めるとともに，主科，診療依頼された他科および専門チームとの調整役割を担っている卓越したジェネラリストが存在していた．その実践事例を分析した結果，卓越したジェネラリストはおもに次のような能力を発揮していると考えられた．

- 患者の状況，看護師の力量，関与している職種などを含め，患者を取り巻く混沌とした状況のなかで「問題を察知して見極める力」
- 患者中心で，専門チームへ依頼することへの抵抗感が少なく，生じている問題の解決にはどの専門分野が適しているかを探り，患者にとってのメリットを査定できる「リソースを活用する力」
- リソースを活用するための「コミュニケーション力，交渉力」

これらをふまえて，ジェネラリストに求められる能力を，「チーム医療におけるジェネラリストの役割」（表1-4-1）として明文化し，入職時オリエンテーションで新人看護師への動機づけをすることになった．

2 チーム医療におけるジェネラリスト育成としてのリーダーオリエンテーションの試行と評価（活動2～3年目）

当院のリーダーオリエンテーション対象は，入職後3～5年目のジェネラリストである．若い世代は，文字情報より図・イラストなどによる視覚的・直感的な情報把握に長けている傾向があるため，各病棟でチーム医療を展開する症例別に全体像を図式化し，看護師の役割を示した．一例として，緩和ケアの一つである「疼痛マネジメント」のチーム医療と看護師の役割を示した模式図を図1-4-1に紹介する．患者・家族を中心として，入院前から，主科チーム，外来チーム，専門チーム（緩和ケア）など，かかわっている医療チームメンバーの役割を表している．師長会グループメンバーの病棟で，リーダーオリエンテーションを受けたジェネラリストは，この図をもとに「疼痛マネジメントを受けている患者・家族」にかかわり（実践期間約3か月），事例について振り返った（グループワーク）．振り返りの視点は，クリニカルラダーの「チーム医療に関連した9項目（表1-4-2；実践5，管理3，倫理1項目）」である．その結果，実践をイメージし，理解し，意識してリーダー

表1-4-1 チーム医療におけるジェネラリストの役割

チーム医療における看護師の役割

■チーム医療と看護師

医療の高度化，専門化，疾病構造の変化や社会の多様化に伴い，患者さんの病気だけでなく，他の身体状況，また心理・社会的背景を考慮し，良質で安全な全人的医療を行うことが理想である．このためには，患者さんを中心に多専門職種が集って互いに連携し，叡智を結集して患者さんのためにチーム医療を実践するという取り組みが重要視されてきている．近年のチーム医療の考え方として，「2つ以上の異なる専門職が患者とその家族とともに，チームとして彼らのニーズやゴールに向かって協働すること」と定義されているインタープロフェッショナルワークという概念が，世界共通認識となってきている．このような考え方におけるチーム医療では，多職種，複数の医療チームによる各専門分野の医療サービスを提供する事で，より専門的で多角的視点の医療サービスを提供することが出来ると言われている．反面，多職種・医療チーム間に，価値の対立やコミュニケーションエラーなどが生じた場合には，連携がうまく図れずに問題が生じることもある．そのため，24時間患者のそばにいる看護師（ジェネラリスト）は，チーム医療のキーパーソンとしての役割を担うことが期待され，専門分化した各職種，医療チームの諸機能を，患者の必要に応じて統合する役割を果たす事が求められている．

チーム医療は，北里大学病院の基本理念である患者中心の医療を実践する上でも極めて重要であり，看護師の役割は必要不可欠なものである．

■チーム医療におけるジェネラリストの役割

1. 患者・家族の全体像を捉え，ニーズの把握，価値・信念を理解する．
2. 患者・家族のアセスメントを行い，看護ケアを提供し，必要と考えるリソースがアセスメントできる．
3. 個々の患者・家族に必要な医療サービスを提供するために，当院に所属する専門職種，医療チームの専門性・役割機能，システムとルールを把握し，必要時に活用できる．
4. 関わる他職種・医療チームに，看護アセスメント・ケアについて説明し，情報共有・連携を推進することが出来る．
5. 医療チームメンバーが持つそれぞれの価値観・専門性を理解し，医療チーム間の葛藤，対立などが生じている際には，患者・家族の立場に立って意見を述べることができる．適宜，同僚・上司・専門看護師・認定看護師などの人材リソースに相談することが出来る．

2017年9月 北里大学病院師長会「チーム医療グループ」作成
メンバー：荒川法子 佐藤美紀 白井教子 千﨑美登子 古庄清美（敬称略50音順）

（北里大学病院看護部職員ガイド 2020年版より引用）

役割を果たしていることがわかった．このことから，「チーム医療におけるジェネラリスト育成」として，「チーム医療の図式化を用いたグループワーク」を看護部の集合教育に取り入れることとなった．

主科　病棟・外来

- **医師**
  入院前（主治医）：診療，疼痛治療計画決定，鎮痛薬使用の説明，処方
  入院中：病状や鎮痛薬使用の説明，鎮痛薬処方，投与方法検討，緩和ケアチームへの依頼の検討
  退院後（主治医）：病状や鎮痛状況確認，緩和ケア外来継続の検討
- **病棟看護師**
  入院中：外来で関わっている医療者（医師や看護師，TSC など）の記録から痛みの状況を把握
  疼痛評価（緩和ケアスクリーニングの活用，数値評価スケールを使用）
  患者・医師と退院目標の設定と共有
  患者の日常生活に合わせた疼痛マネジメント（医師が薬剤の基本処方量やレスキュー量の設定後，患者に使用方法を指導，マッサージなどの鎮痛薬以外の疼痛緩和方法の検討，機能維持のためのリハビリ依頼を医師と検討，対処困難な場合は緩和ケアチームへの依頼を医師と相談）
  退院調整（TSC，外来看護師と情報共有，サービス導入などの調整）
  退院時：外来看護師へ引き継ぎ（緩和ケアチームの介入継続，心理面の不安に対しては緩和ケア看護外来の予約を検討）
- **病棟薬剤師**　患者の理解に合わせて鎮痛薬の作用・副作用・使用方法を含めた薬剤指導
- **病棟栄養士**　栄養ラウンドで食事調整，栄養サポートチームカンファレンスへの参加

- **外来看護師**
  入院前：緩和ケア苦痛スクリーニングで疼痛状況の確認
  入院時：病棟看護師へ申し送り（TSC カンファレンスや電話連絡）
  退院後：病棟看護師からの引き継ぎ，疼痛状況確認：患者の内服状況など必要に応じて薬剤師へ説明依頼（麻薬導入時など

依頼

患者・家族

緩和ケアチーム

主科依頼に応じて介入
- **麻酔科医師**　疼痛評価，鎮痛方法を患者に説明，鎮痛薬処方と使用指示，緩和ケア計画書作成，退院後のフォロー，主科チームへフィードバック
- **緩和ケア専従看護師**　病棟看護師からの情報収集，疼痛評価，緩和ケア計画書作成と緩和ケア加算の算定，患者面談，病棟看護師へのフィードバックやサポート，チーム内で活用できる職種の検討，退院後は緩和ケア外来または看護外来継続を検討，くも膜下ポート使用時の説明
- **リエゾン医師，臨床心理士**　必要時に精神・心理面へ介入
- **薬剤師**　使用薬剤に関してチームで相談，病棟薬剤師との協働
- **リハビリ理学療法士・作業療法士**　機能維持，機能低下防止のリハビリ
- **栄養士**　病棟栄養士と連携して，患者の栄養状態確認と調整

薬剤

患者・家族の理解に合わせた服薬指導

放射線科

骨転移などの痛みなど，主科依頼に応じて介入

緩和ケア外来

- **緩和ケア外来担当医師**　心理・社会面での苦痛が強い時は麻酔科以外の医師が担当する場合がある
- **緩和ケア外来看護師**　「緩和ケアチーム」参照
- **リエゾン医師・臨床心理士**　「緩和ケアチーム」参照

トータルサポートセンター（TSC）

- **入院調整看護師**：緩和ケア苦痛スクリーニング，MSW介入調整，病棟への引き継ぎ
- **退院調整看護師**：TSC カンファレンスで病棟看護師・MSWと情報共有，地域連携を含めた調整，患者・家族へのアプローチ
- **MSW**：TSC カンファレンスで退院調整看護師・病棟看護師・外来看護師との情報共有と地域連携，生活に合わせたサービス導入の調整

事務・栄養

通常患者対応に準じる

図1-4-1　疼痛マネジメントのチーム医療と看護師の役割
（北里大学病院看護部自主企画師長会「チーム医療グループ」作成）

当院において，疼痛マネジメントはおもに外来で行われている．各ジェネラリストの役割を以下に整理する．

- 外来配属のジェネラリスト（外来看護師）：苦痛スクリーニングで疼痛評価をして，医療用麻薬導入時は薬剤師へ患者指導を依頼する．疼痛マネジメントが難渋した場合（医療用麻薬のレスキュー内服が困難で入院して基本処方量調整，骨転移に対する放射線治療および神経因性疼痛へのくも膜下ポート挿入など）は入院加療となる．
- 病棟配属のジェネラリスト（病棟看護師）：外来での患者・家族情報を事前に把握し，入院時に疼痛評価をして患者が在宅で療養できる「退院の目標」を医療チームメンバーと共有する．必要時に専門チームに依頼し，医療チームで疼痛マネジメントを実施している．
- 在宅療養を調整するトータルサポートセンター（Total Support Center；TSC）配属のジェネラリスト：MSWと連携し，患者・家族に継続した緩和ケアが提供できるように，地域連携を含めた調整を行う．

表1-4-2 クリニカルラダーのチーム医療に関連した評価項目（9項目）

領域	評価項目
実践	患者・家族の全体像を捉え，最優先の問題解決のために看護過程を用いて看護を展開する
実践	表現された言動や行動から，患者・家族の抱える問題・心情を理解する
実践	患者・家族の希望や状況を確認しながら，看護ケアを提供する
実践	部署の主要な疾患や症状に関する専門知識を患者・家族ケアに活かす
実践	兆候を捉えて患者の急変を予測し対応する
管理	リーダーシップ・メンバーシップを通して，日々の業務を確実に遂行する
管理	病棟管理上の問題について意見が述べられる ・自分の意見を係会や日々のカンファレンス，医療チームとのカンファレンスで発言している ・経済効率，感染防止，環境整備，業務内容，手順，職場の人間関係などの問題を感じた時に改善策を提案している ・リーダーマニュアルに基づいて看護管理責任者（師長・当直師長）に必要事項を報告し，次の勤務者に申し送ることができる
管理	看護補助者及び他部門（検査関連・リハビリなど）に対して，患者ケアに関する調整・連絡・指示を行う ・検査やリハビリなど出棟の時間調整や患者連絡票を用いてクラークや看護補助者に注意事項を指示できる ・患者の状況に応じて，栄養士・TSC・リハビリ部門などに相談できる．必要時，患者ケアへの参加や物品補充を看護補助者に依頼できる
倫理	患者・家族および医療チームメンバーが持つそれぞれの価値観を理解する

（北里大学病院看護部クリニカルラダーVer.2より引用）

おわりに

本稿では，緩和ケアにおいてチーム医療が普及してきた経緯を振り返り，チーム医療におけるスペシャリスト，ジェネラリストの役割を当院の実践例を交えて述べてきた．緩和ケアの目的は，「患者の苦痛緩和」に加えて，残された時間をその人らしく過ごし，生を全うできるように支援することである．患者の一番身近にいるジェネラリストは，患者の全人的な苦痛（身体的，精神的，社会的，スピリチュアルペイン）を早い時期にアセスメントし，医療チームメンバーへつなぐ役割が求められている．専門チームに配属されているスペシャリストと協働し，患者・家族に寄り添い，ときにその人自身の力を引き出しながら，彼らの人生と生活の質の改善を目指した「多職種連携の緩和ケア」を提供することが重要である．

そして，自らの死と対峙しながらも，自分らしく生きようとする患者をケアする過程は，家族にとってはグリーフケアとなり，看護師にとっては大きな学びの機会となるだろう．

文献

1）NPO日本ホスピス緩和ケア協会：ホームページ．https://www.hpcj.org/about/purpose.html（2021/2/1閲覧）
2）厚生労働省：平成14年度社会保険診療報酬等の改定概要．https://www.mhlw.go.jp/topics/2002/02/tp0222-1a.html（2021/2/1閲覧）
3）厚生労働省：がん対策推進基本計画（平成19年）．pp.15-17．https://www.mhlw.go.jp/shingi/2007/06/dl/s0615-1a.pdf（2021/2/1閲覧）
4）厚生労働省：終末期医療の決定プロセスに関するガイドライン（平成19年）．https://www.mhlw.go.jp/shingi/2007/05/dl/s0521-11a.pdf（2021/2/1閲覧）
5）川島みどり：チーム医療と看護－専門性と主体性への問い－増補版．pp.14-16，看護の科学社，2016．
6）厚生労働省：厚生労働省等の看護行政の足跡．pp.81-82．https://www.nurse.or.jp/home/publication/pdf/report/2009/hojyokan-60-5.pdf（2021/2/1閲覧）
7）青芝映美，他：看護師のチーム医療－看護師の役割－．国立医療学会誌，66(8)：378-381，2012．
8）大学における看護系人材養成の在り方に関する検討会：最終報告．pp.13-14．https://www.mhlw.go.jp/stf/shingi/2r9852000001vb6s-att/2r9852000001vbk2.pdf（2021/2/1閲覧）
9）厚生労働省：新人看護職員研修ガイドライン【改訂版】．https://www.mhlw.go.jp/file/06-Seisakujouhou-10800000-Iseikyoku/0000049466_1.pdf（2021/2/1閲覧）
10）日本看護協会：「看護師のクリニカルラダー（日本看護協会版）」実践例．https://www.nurse.or.jp/home/publication/pdf/fukyukeihatsu/jissen.pdf（2021/2/1閲覧）
11）恒藤　暁，田村恵子編：系統看護学講座別巻　緩和ケア．第3版，医学書院，2020．
12）ミルトン・メイヤロフ著，田村　真，他訳：ケアの本質－生きることの意味－．ゆるみ出版，1987．

CHAPTER 2

症状アセスメントと標準的ケア

1 疼 痛

症状の定義

疼痛とは痛みを意味する医学用語であり，国際疼痛学会（International Association for the Study of Pain；IASP）は，「実際の組織損傷もしくは組織損傷が起こりうる状態に付随する，あるいはそれに似た，感覚かつ情動の不快な体験」と定義している[1,2]．本定義は2020年7月に改定され，「あるいはそれに似た……」という文言を挿入することにより，必ずしも組織損傷を前提とはしない表現となっている．また，重要事項がNoteとして付記され（表2-1-1）[1]，痛みはあくまで個人の主観的な感覚や情動体験であり，その人の人生経験を通じた概念であること，当事者の訴えが尊重されるべきことが提言された．そして，全人的な観点での健康に悪影響を及ぼす可能性があることが強調された．

アセスメント

痛みのアセスメントは，今患者が感じている痛みの原因を，身体的・心理的・社会的・スピリチュアルな面から評価し，今後痛みをどのように緩和していくかを多職種からなるチームの専門職が患者とともに検討していくために行われる．つまり，患者の主観的な痛みの訴えと，客観的なデータ〔画像所見，痛みのトリガー（痛みの引き金となるポイント），血液データなど〕を関連づけて痛みの原因と性質を特定していく．

1 痛みの評価法

痛みをマネジメントするためには，患者の感じている痛みを正確に把握する必要がある．

表2-1-1　IASPの痛みの定義に関するNote（付記）

- 痛みは常に個人的な経験であり，生物学的，心理的，社会的要因によって様々な程度で影響を受けます．
- 痛みと侵害受容は異なる現象です．感覚ニューロンの活動だけから痛みの存在を推測することはできません．
- 個人は人生での経験を通じて，痛みの概念を学びます．
- 痛みを経験しているという人の訴えは重んじられるべきです．
- 痛みは，通常，適応的な役割を果たしますが，その一方で，身体機能や社会的および心理的な健康に悪影響を及ぼすこともあります．
- 言葉による表出は，痛みを表すいくつかの行動の1つにすぎません．コミュニケーションが不可能であることは，ヒトあるいはヒト以外の動物が痛みを経験している可能性を否定するものではありません．

〔日本疼痛学会理事会：改定版「痛みの定義：IASP」の意義とその日本語訳について．http://plaza.umin.ac.jp/~jaspain/pdf/notice_20200818.pdf（2021/2/1閲覧）より引用〕

痛みの評価法にはさまざまなものがあるが，代表的な方法を図2-1-1に紹介する[3]．痛みは主観的なものなので，NRS，VAS（図2-1-1）では患者が痛みの程度を数値で表し，医療者と共有する．小児の場合は，痛みの表情をスケールにしたFace Pain Scale（FPS）が用いられる．そのほか，多元的に痛みを評価する尺度McGill Pain Questionnaire[4] なども臨床で用いることができる．

認知症・せん妄などによって痛みを自己報告することが難しい場合は，観察によるアセスメントが必須である〔CHAPTER 3-5）参照〕．ただし，軽度から中等度の認知症の場合，本人が混乱していなければ，質問を短くし，わかりやすい選択肢を示すといった工夫によって，痛みの有無や程度を表現することは可能である．米国老年医学会による高齢者・認知症患者の持続痛評価ガイドラインでは，言葉での痛みの訴えに加え，顔の表情，発語・発声，身体の動き，人間関係の変化，活動パターン・日課の変化，精神状態の変化も同時に観察されるべき指標として示されている[5]．また，コミュニケーション障害をもつ高齢者の痛み行動観察尺度（日本語版DOLOPLUS-2）の活用も有用である[6]．

2 痛みの分類

痛みはその性質の違いによって表2-1-2のように分類される[3]．また，痛みのパターンによって，「持続痛」（一日のうち12時間以上持続する痛み）と「突出痛」（定期的に投与されている鎮痛薬で持続痛が良好にコントロールされている場合に生じる一過性の痛み）に分類することができる[3]．

痛みの原因は全人的な視点からとらえていくが，身体的な面では，原疾患に起因するものか，病状の進行によって影響している病態（便秘，倦怠感，るい痩など）なのかをアセスメントして対応する．まず，侵害受容性疼痛（内臓痛，体性痛）なのか，神経障害性疼痛なのかを見分ける必要がある（表2-1-2）．神経障害性疼痛は，「うずくような」「ビリ

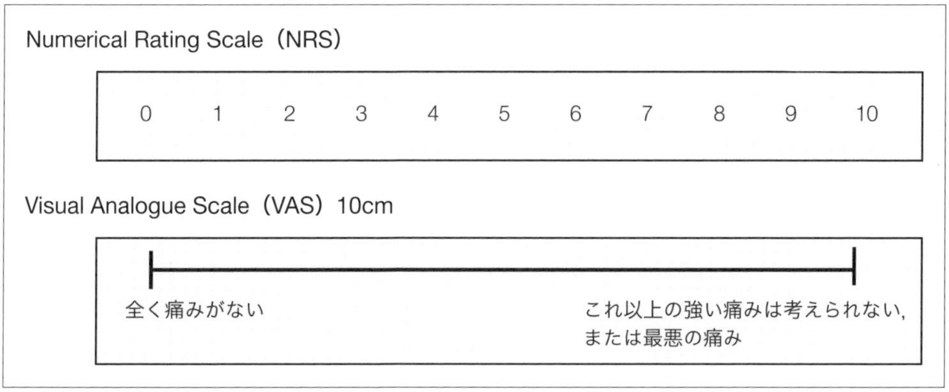

図2-1-1　痛みの強さの評価法
（日本緩和医療学会：がん疼痛の薬物療法に関するガイドライン 2020年版．p.37，金原出版，2020より許諾を得て転載）

- NRS：痛みを0～10の11段階に分けて，無痛を0，最悪の痛みを10として，痛みの度合いを数値で患者に言ってもらう．
- VAS：10cmの線の左端を0（無痛），右端を10（想像できる最強の痛み）として患者に示し，現在の痛みがどの程度かを指し示してもらう．

表2-1-2　痛みの神経学的分類

分類	侵害受容性疼痛		神経障害性疼痛
	体性痛	内臓痛	
障害部位	皮膚，骨，関節，筋肉，結合組織などの体性組織	食道，小腸，大腸などの管腔臓器 肝臓，腎臓などの被膜をもつ固形臓器	末梢神経，脊髄神経，視床，大脳（痛みの伝達路）
侵害刺激	切る，刺す，叩くなどの機械的刺激	管腔臓器の内圧上昇 臓器被膜の急激な伸展 臓器局所および周囲の炎症	神経の圧迫，断裂
痛みの特徴	うずくような，鋭い，拍動するような痛み 局在が明瞭な持続痛が体動に伴って悪化する	深く絞られるような，押されるような痛み 局在が不明瞭	障害神経支配領域のしびれ感を伴う痛み 電気が走るような痛み
鎮痛薬の効果	非オピオイド鎮痛薬，オピオイドが有効 廃用による痛みへの効果は限定的	非オピオイド鎮痛薬，オピオイドが有効だが，消化管の通過障害による痛みへの効果は限定的	鎮痛薬の効果が乏しいときには，鎮痛補助薬の併用が効果的な場合がある

（日本緩和医療学会：がん疼痛の薬物療法に関するガイドライン 2020年版．p.23，金原出版，2020より許諾を得て転載，一部改変）

ビリするような」「電気が走るような」「焼けたような」「ヒリヒリするような」などと表現されることが多い．シャワーや硬いもの，冷たい飲み物の入ったものを触った際の刺激が痛みとして感じられるアロディニア[*1]が生じることもある．それらをアセスメントして，疼痛マネジメントにおける薬物療法を行う．

そのほかにも，鎮痛薬など薬物療法が効きにくい難治性疼痛のアセスメント（たとえば，骨転移の場合，早期の放射線療法が病的骨折や疼痛緩和につながる），急激な痛み（消化管穿孔，心筋梗塞など）における救急救命対応の判断は重要なので特記しておく．

標準的対応

1 薬物療法

1）WHO方式がん疼痛治療法

痛みに対する薬物療法は，鎮痛薬の使用が中心となる．WHO方式がん疼痛治療法（WHO method for relief of cancer pain）は，鎮痛薬の使用に加え，鎮痛補助薬や副作用対策，心理社会的支援などを含む鎮痛法であり，1986年にWHOガイドラインの初版が発行されて以降，世界共通の標準的な鎮痛薬治療法として知られている．本法では，治療にあたって遵守すべき「鎮痛薬使用の5原則」と，鎮痛薬の段階的な使用法を示した「三段階除痛ラダー」が提唱されてきた[7]（図2-1-2）．2018年に改訂された「WHOがん疼痛治療ガイ

＊1　アロディニア：通常では痛みを引き起こさない刺激（「触る」など）によって引き起こされる痛み[3]．なお，痛覚に対する感受性が亢進し，軽い痛みを強く感じる「痛覚過敏」とは異なる．

鎮痛薬使用の5原則

①経口的に（by mouth）
②時刻を決めて規則正しく（by the clock）
③除痛ラダーにそって効力の順に（by the ladder）
④患者ごとの個別的な量で（for the individual）
⑤そのうえで細かい配慮を（with attention to detail）

三段階除痛ラダー

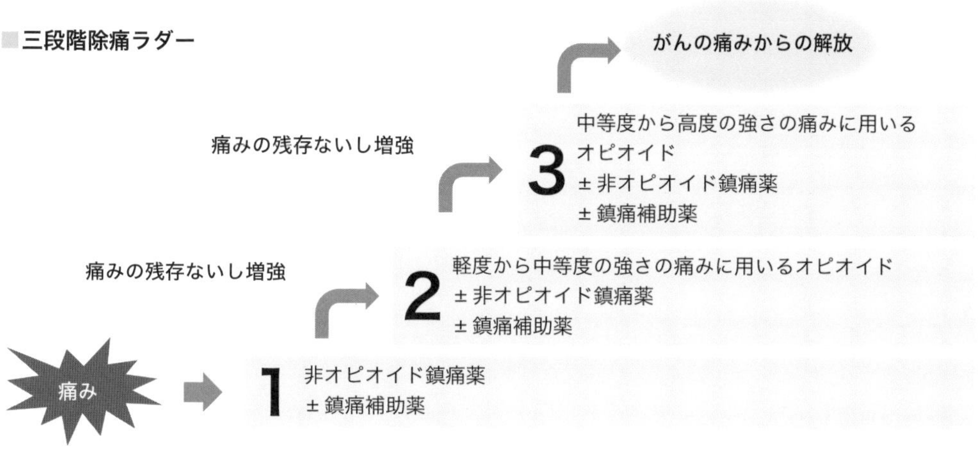

図2-1-2　鎮痛薬使用の5原則と三段階除痛ラダー
〔世界保健機関（WHO）編，武田文和訳：がんの痛みからの解放　WHO方式がん疼痛治療法．第2版，金原出版，1996をもとに作成〕

ドライン」[8] では，「鎮痛薬使用の5原則」の「③除痛ラダーにそって効力の順に」が削除され，「除痛ラダー」を厳格な疼痛治療プロトコルではなく，教育のためのツールととらえ，患者ごとの個別的な疼痛治療をより重要視している．

2）薬物療法の原則と注意点

薬物療法はできるかぎり内服で少量から開始し，痛みの増強時にレスキュー薬を投与し，痛みが消える量へと増量して基本処方量を決定するという段階的投与が原則である．また，必要に応じて鎮痛補助薬[*2]を併用する．日本で使用されているおもなオピオイド鎮痛薬，非オピオイド鎮痛薬を表2-1-3，4に示す．患者の療養生活に適した医療用麻薬の開発（長時間作用するモルヒネ徐放錠，パッチ製剤，舌下錠など）に伴い，オピオイドスイッチング[*3]の概念が生まれた．

オピオイド鎮痛薬服用時は，副作用である嘔気・便秘の防止策も並行して行う．また，オピオイド鎮痛薬の一種であるモルヒネに対しては，中毒になる，死を早めてしまうといった誤ったイメージから使用を躊躇する患者・家族が多いため，鎮痛を目的としたモルヒネ

＊2　**鎮痛補助薬：**主たる薬理作用には鎮痛作用を有しないが，鎮痛薬と併用することによって鎮痛効果を高め，特定の状況下で鎮痛効果を示す薬物[3]．抗うつ薬や抗けいれん薬などがある．
＊3　**オピオイドスイッチング：**オピオイドの副作用によって鎮痛効果を得るために必要な量の投与ができない場合や，鎮痛効果が不十分な場合に，別のオピオイドに変更すること．

表2-1-3　日本で利用可能なおもなオピオイド

投与経路＼一般名		強オピオイド鎮痛薬（医療用麻薬）[*1]					
		モルヒネ	ヒドロモルフォン	オキシコドン	フェンタニル	タペンタドール	メサドン[*2]
経口内服剤	徐放性[*3]	MSコンチン® モルペス®	ナルサス®	オキシコンチン®TR		タペンタ®	メサペイン®
	速放性	オプソ®	ナルラピド®	オキノーム®			
口腔内剤					イーフェン® （バッカル） アブストラル （舌下）		
坐剤		アンペック® （直腸）					
注射剤		モルヒネ （皮下・静脈・ くも膜下）	ナルベイン® （皮下・静脈）	オキファスト® （皮下・静脈）	フェンタニル （皮下・静脈・ くも膜下）		
貼付剤					フェントス® デュロテップ® MT		

投与経路＼一般名		強オピオイド（非麻薬性）鎮痛薬	弱オピオイド（非麻薬性）鎮痛薬	
		ブプレノルフィン[*4]	コデイン[*5]	トラマドール
経口内服剤	速放性		コデインリン酸塩	トラマール®OD
	徐放性			ワントラム®
坐剤		レペタン®（直腸）		
注射剤		レペタン®（筋肉）		

＊1：オピオイドとは生体内のオピオイド受容体（μ，δ，κの3種類）に結合する物質の総称で，強オピオイド（中等度～高度の強さの痛みに用いる），弱オピオイド（軽度～中等度の強さの痛みに用いる）の鎮痛薬に分けられる．医療用麻薬は「麻薬及び向精神薬取締法」に準じて厳重に取り扱われる．

＊2：メサドン（メサペイン®錠）は，他の強オピオイド鎮痛薬で治療困難な場合，所定の手続きを経た医師のみが処方できる流通管理医薬品である．

＊3：徐放性製剤は有効成分が徐々に放出され，血中の薬物濃度が長時間持続するため，一日の服用回数を減らすことができる．薬剤を粉砕しないように注意する．一方，速放性製剤は即効性が高いためレスキュー薬に用いられる．

＊4：ブプレノルフィンは向精神薬なので，「麻薬及び向精神薬取締法」に準じて厳重に取り扱われる．

＊5：コデインは濃度10％以上から医療用麻薬として取り扱われる．

表2-1-4　日本で利用可能なおもな非オピオイド鎮痛薬

分類＼一般名・商品名	非オピオイド鎮痛薬	
	一般名	商品名
非ステロイド性抗炎症薬（NSAIDs）	ロキソプロフェンナトリウム水和物	ロキソニン®
	ジクロフェナクナトリウム	ボルタレン®
	ナプロキセン	ナイキサン®
	メロキシカム	モービック®
	エトドラク	ハイペン®
	フルルビプロフェンアキセチル	ロピオン®
アセトアミノフェン	アセトアミノフェン	カロナール® アセリオ®

の使用では精神的依存は起きないことを丁寧に説明する必要がある．一方で，オピオイド鎮痛薬の処方を患者に過剰に求められるような場合は，ケミカルコーピング，偽依存を鑑別した対応も重要である＊4．

2 非薬物療法

薬物療法以外の疼痛治療法としては，放射線療法（骨転移痛などに有効），神経ブロック（神経や神経節，神経叢に局所麻酔薬や神経破壊薬を注入して神経の伝達機能を遮断する方法），手術療法，化学療法などがある．また，マッサージやタッチング，罨法，鍼灸治療なども有用である．

難治性の痛みを治療するためには，患者と家族，医療者が目標を共有する必要がある．患者は今の痛みがすべてなくなることを望んでいる場合が多いが，痛みを完全に取り去ることが困難な場合も多い．そのため，患者と目標を共有し，ともに痛みを緩和していくことが重要になる．たとえば，痛みのために家事もままならず臥床しがちな患者に対しては，「30分キッチンで料理ができるようになること」を目標にするなど，患者が果たしている家庭での役割や生活の質（Quality of Life；QOL）の向上などを考慮して具体的な目標を立てていくことが重要となる．

原因疾患別の特徴・対応のポイント

1 進行がん（がん疼痛）

進行がん患者での痛みの有症率は，転移のみられる進行がん患者の終末期で66.4％であるといわれている[9]．がん疼痛については，痛みの原因，強さ，心理社会的な要因を評価し，疼痛の強度（NRS；図2-1-1）によって鎮痛薬が推奨されている（図2-1-3）[10]．また，オピオイド有害事象（便秘，悪心・嘔吐，眠気），神経障害性疼痛，骨転移などの特定の状況の薬物療法の推奨も併せて示されているので，前掲の「1 薬物療法」とともに参照されたい．薬物療法以外の疼痛治療としては，放射線治療，神経ブロックなどがある．脊髄くも膜下鎮痛法（くも膜下腔にオピオイドを投与し，脊髄神経根や脊髄に作用させることで目的の神経領域の麻酔や除痛効果を得る方法）は，難治性疼痛を呈した患者の在宅療養が可能となる．進行がん患者が在宅で自分らしく過ごし，療養生活の質向上を目指すための取り組みの一つなので事例として紹介する〔詳細はCHAPTER 3-1)-②参照〕．

2 慢性心不全

心不全では，重症度が高いほど〔ニューヨーク心臓協会（New York Heart Association；NYHA）分類Ⅲ～Ⅳ度〕，痛みの出現頻度が高いことが知られており，末期心不全患者の

＊4　**ケミカルコーピングと偽依存**：ケミカルコーピングとは，本来身体的な痛みの緩和のために使用されるべきオピオイド鎮痛薬を，ストレスなどの精神的苦痛を軽減する目的で処方を求めたり使用したりすることである．一方，偽依存は，症状への処方が不十分で痛みが緩和しないため鎮痛薬の増量を求めている状態であり，両者の鑑別が必要である．

痛みの評価（原因，強さ，心理社会的な要因）

→ **がん疼痛以外の痛み**
- がん治療による痛み（外科治療，がん薬物療法，放射線治療[*1]に関連した痛み）
- がん・がん治療と関連のない痛み
- オンコロジーエマージェンシー（脊髄圧迫症候群[*1]）

↓ **がん疼痛**

●鎮痛薬

疼痛強度（NRS）	軽度（1～3）	中等度（4～6）	高度（7～10）[*2]	突出痛
推奨	アセトアミノフェン，NSAIDs	モルヒネ[*3]，ヒドロモルフォン[*3]，オキシコドン[*3]，フェンタニル[*3]，タペンタドール		レスキュー薬[*7]
条件付き推奨	―	メサドン[*4]		経粘膜性フェンタニル[*8]
		コデイン，トラマドール[*5]，ブプレノルフィン[*6]	―	

●オピオイドの有害作用に対する治療

有害作用	便秘[*9]	悪心・嘔吐	眠気[*10]
推奨	下剤	制吐薬	オピオイドの減量
条件付き推奨	末梢性μオピオイド受容体拮抗薬	オピオイドの変更・投与経路の変更	―

●特定の状況の治療

状況	神経障害性疼痛，骨転移	高度な腎機能障害[*11]	適切な鎮痛効果が得られない	対処しうる治療を行っても許容できない有害作用
推奨	鎮痛薬（アセトアミノフェン，NSAIDs，オピオイド）の投与	フェンタニル，ブプレノルフィンの注射剤[*12]	投与中の鎮痛薬を増量	投与中の鎮痛薬の有害作用に対する治療
条件付き推奨	鎮痛補助薬，ケタミン[*13]	その他のオピオイド	アセトアミノフェン，NSAIDsの併用，鎮痛補助薬の併用，オピオイドの変更	オピオイドの変更・投与経路の変更

NRS：Numerical Rating Scale
NSAIDs：non-steroidal anti-inflammatory drugs，非ステロイド性抗炎症薬
PCA：patient controlled analgesia，自己調節鎮痛法

*1：脊髄圧迫症候群を含む，神経圧迫に伴う痛み，放射線治療による一過性の痛みの悪化，脳転移やがん性髄膜炎による頭蓋内圧亢進症状に伴う頭痛があるとき，ステロイドを投与する．
*2：より早く鎮痛する目的で，オピオイドを持続静注または持続皮下注で開始してよい．
*3：オピオイドを持続静注または持続皮下注で投与するとき，PCAを使用してもよい．
*4：メサドン以外の強オピオイドが投与されているにもかかわらず，適切な鎮痛効果が得られないとき．
*5：患者の選好，医療者の判断，医療現場の状況で，強オピオイドが投与できないとき．
*6：高度の腎機能障害があるとき．他の強オピオイドが投与できないとき．
*7：経口モルヒネ・ヒドロモルフォン・オキシコドン速放性製剤，オピオイド注射剤のボーラス投与，オピオイド坐剤のいずれか．
*8：フェンタニル舌下錠またはバッカル錠．
*9：下剤，末梢性μオピオイド受容体拮抗薬を除く，その他の便秘治療薬の投与については，明確な推奨はできない．
*10：精神刺激薬の投与については，明確な推奨はできない．
*11：eGFR 30 mL/min未満．
*12：トラマドール，オキシコドン，ヒドロモルフォン，メサドン，コデイン，モルヒネを注意して投与してもよい．ただし，コデイン，モルヒネは可能なら投与は避ける．投与するなら短期間で，少量から投与する．
*13：強オピオイドや鎮痛補助薬が投与されても，適切な鎮痛効果が得られていない，難治性のがん疼痛に対して．

［備考］
- 鎮痛を目的とした薬物療法以外の，くも膜下鎮痛法を含む神経ブロック，放射線治療は，本ガイドラインの対象外とした．なお，両治療は，薬物療法と併行して適応を専門家と検討すること．
- 薬物療法のビスホスホネート，抗RANKL抗体の投与も鎮痛を主目的として投与する薬剤ではないため対象外とした．
- 下剤：浸透圧性下剤，大腸刺激性下剤．末梢性μオピオイド受容体拮抗薬：ナルデメジン．その他の便秘治療薬：ルビプロストンなど．
- 制吐薬：メトクロプラミド，ドンペリドン，抗ヒスタミン薬，ハロペリドール，プロクロルペラジン，オランザピンなど．
- 鎮痛補助薬：抗うつ薬，ガバペンチノイド，抗痙攣薬，抗不整脈薬．
- オピオイドの変更：オピオイドスイッチング，オピオイドローテーションのこと．

図2-1-3　日本緩和医療学会によるがん疼痛の薬物療法の推奨の概要
（日本緩和医療学会：がん疼痛の薬物療法に関するガイドライン 2020年版．p.98-99，金原出版，2020より許諾を得て転載，一部改変）

35～78％が痛みを自覚しているとの報告がある[11]．痛みには，心不全の原因疾患や心不全そのものに伴う場合と，非心原性の場合（筋骨格痛，末梢血管疾患，下肢の浮腫，便秘など）がある．その症状は多岐にわたることから，痛みの原因を特定することが難しい場合もあるが，治療が可能な場合には適切な対処が重要となる．

末期心不全患者は下腿や背部，肩など複数の部位の痛みを自覚していることが明らかになっており[12]，痛みの部位にも注意を払う必要がある．また，心不全の急性疼痛として，狭心症の胸痛がある．通常，薬物療法や経皮的冠動脈形成術などの治療が行われるが，最適な治療を行っても痛みが残る患者が存在する[13]．また，植え込み型除細動器の作動に伴う痛みも急性疼痛の原因の一つにあげられる．このような心不全患者の多様な痛みは，がんに比べて過小認識されていることもあり，末期に緩和すべき症状として早期から緩和ケアチームと連携し，積極的に疼痛緩和を図っていくことが必要である．

非心原性の痛みには，前述のWHO三段階除痛ラダー（図2-1-2）に即した対応が推奨されるが，がんと異なり，心不全患者にNSAIDsを使用すると，腎機能障害の悪化や体液貯留の増悪のリスクを高め，原疾患を悪化させる．アセトアミノフェンで疼痛コントロールが困難な場合にはオピオイドの追加投与が考慮される．オピオイドの使用に際してはガイドライン[14]に準拠し，個別性に合わせて投与量を検討することが重要である．特に心不全患者は高齢患者や腎機能障害を併発している患者が多いため，少量から投与を開始し，代謝物による副作用の少ないオキシコドンやフェンタニルを検討する．

高齢患者のなかには痛みをうまく表現できない場合がある．また，末期心不全では呼吸困難やせん妄を併発していたり，予後に対する不安や抑うつなどが重なって痛みが増長される場合もあり，疼痛緩和の薬剤評価が難しくなる．自覚症状のみならず他覚的な症状の観察および身体所見・検査所見から包括的なアセスメントを行い，痛みの評価と緩和ケアを行っていくことが課題である．

3 慢性閉塞性肺疾患（Chronic Obstructive Pulmonary Disease；COPD）

COPD患者における疼痛の有訴者率は66％と報告されており[15]，痛みはCOPDの一症状ととらえられている．進行したCOPD患者に対しては，経口オピオイド鎮痛薬の使用による効果が確認されている．少ない量から開始して投与量を適切にコントロールすることで呼吸抑制の問題はほとんど発生しないとされる．また，使用回数が多くなる場合や経口摂取が困難な場合は持続皮下注射への変更を検討する．健常者に比べ，COPD患者は安静換気時に横隔膜，肋間筋を使っており，斜角筋，胸鎖乳突筋といった吸気補助筋の活動の増加も報告されている．呼吸困難のために呼吸筋を継続的に使用することから，肩こりのような痛みを呈する．呼吸困難の緩和とともに，本人が快と感じるポジショニングを保てるようにし，可能な範囲での呼吸リハビリテーションなどを取り入れていくことが重要となる．また，高流量の酸素投与による粘膜の刺激や換気補助療法のマスク使用による圧迫を痛みと自覚することがあるため，粘膜や皮膚の保護，保湿，徐圧や適切な医療機器の選択と正しい装着など医療関連機器圧迫創傷（Medical Device-Related Pressure Ulcer；MDRPU）対策を行い，新たな疼痛の要因を作らないように予防することも重要である．

4 筋萎縮性側索硬化症（Amyotrophic Lateral Sclerosis；ALS）

ALS患者のうち56.9％が痛みを感じているとの報告がある[16]．筋萎縮性側索硬化症診療ガイドライン2013」[17]では痛みの要因として，①有痛性筋痙攣，②痙縮，③拘縮，④不動や圧迫，⑤精神的要因などがあげられている．痛みはすべてのステージに起きるといわれているが，臨床では随意的な筋力がみられなくなると痛みが消失する症例をたびたび経験する．痛みは「筋収縮力」が残されている時に多く，運動神経の変性に伴って筋力がまったく発揮できなくなるステージでは弱まるという結果が示されており[18]，病初期には前述の痛みの要因の①が，進行期，終末期には④，⑤が優位を占める．

症状の緩和方法としては，非ステロイド性抗炎症薬，筋弛緩薬，神経障害性疼痛治療薬を中心とした薬物療法に加え，精神的な症状がある場合は，抗うつ薬や抗不安薬などを併用する．それでも改善されない痛みに対してオピオイドを使用することもあるが，呼吸抑制を予防するため少量から開始される．

痛みのアセスメントには前述の疼痛スケールを用いるが，痛みの要因は複合的であることが多く，ALS患者の場合，進行に伴う呼吸困難や不安が増強することで痛みの閾値が下がる．そのため，その時々の患者の痛みの自覚に応じ，多面的にアセスメントし対応する必要がある[18]．患者に適したポジショニングはもとより，温罨法やマッサージ，関節可動域訓練を行いながら不安の軽減に努め，患者とともに痛みに向き合う姿勢が重要である．

5 認知症

認知症のある人（以下，認知症患者とする）の痛みの出現率は約25％で[19]，重度認知症患者の死亡前18か月間に限ると40％という報告[20]がある．一方，認知機能障害が進むと，痛みを言葉で適切に表現することが難しくなるため，痛みは過小評価され，鎮痛薬処方も少なくなる傾向がある[21]．認知症患者は痛みが緩和されず放置され続けると，大声で人を呼ぶ，いらだちが増える，ケアに抵抗するといった対処行動を引き起こす可能性がある．これらの対処行動は，認知症の二次的症状である行動・心理症状（Behavioral and Psychological Symptoms of Dementia；BPSD）と重なる．実際に，痛みの治療を積極的に行った認知症患者グループは，実施しなかったグループと比較してBPSDが有意に軽減したという報告[22]がある．看護師には認知症患者が抱えている疾患の病態生理の把握に基づいて痛みの存在を推測し，「いつもの様子」を手がかりに痛みをアセスメントし，医師と協働して緩和していくことが求められる〔CHAPTER 3-5)-③参照〕．認知症患者の疼痛評価について，臨床で活用しやすい「アビー痛みスケール（Abbey Pain Scale；APS）」を紹介する．この尺度は6項目（声をあげる・表情・ボディランゲージの変化・行動の変化・生理学的変化・身体的変化）を各々4段階で評価する．合計点0～2は「痛みなし」，3～7は「軽度の痛み」，8～13は「中程度の痛み」，14以上は「重度の痛み」と判定される．

認知症患者への鎮痛薬処方は，持続性の痛みの初期治療・継続治療にはアセトアミノフェンを第一選択とする．中等度から高度の痛みや，機能障害が生じている場合にはオピオイド使用を考慮する．神経因性疼痛は鎮痛補助薬使用の対象となるが，抗認知症薬との併用による副作用に注意が必要であることが報告されている[21]．

病棟看護師は，内服・貼用など本人に負担のない投与の方法を検討し，投与された鎮痛薬の効果・副作用について観察し，医師に報告して効果的な鎮痛を図っていく．同時に，体位の工夫，環境の調整，マッサージや罨法などによる緩和ケアを行う．

■ 文献

1）日本疼痛学会理事会：改定版「痛みの定義：IASP」の意義とその日本語訳について．http://plaza.umin.ac.jp/~jaspain/pdf/notice_20200818.pdf（2021/2/1閲覧）

2）International Association for the Study of Pain（IASP）：IASP announces revised definition of pain. https://www.iasp-pain.org/PublicationsNews/NewsDetail.aspx?ItemNumber=10475&navItemNumber=643（2021/2/1閲覧）

3）日本緩和医療学会：がん疼痛の薬物療法に関するガイドライン 2020年版．金原出版，2020．

4）Hølen JC, Lydersen S, Klepstad P, et al：The Brief Pain Inventory：pain's interference with functions is different in cancer pain compared with noncancer chronic pain. Clin J Pain, 24(3)：219-225, 2008.

5）AGS Panel on Persistent Pain in Older Persons：The management of persistent pain in older persons. J Am Geriatr Soc, 50(6 suppl)：S205-224, 2002.

6）安藤千晶：コミュニケーション障害を持つ高齢者の痛み行動観察尺度：日本語版DOLOPLUS-2の紹介．Palliat Care Res, 11(3)：910-915，2016．

7）世界保健機関（WHO）編，武田文和訳：がんの痛みからの解放　WHO方式がん疼痛治療法．第2版，金原出版，1996．

8）WHO：WHO Guidelines for the pharmacological and radiotherapeutic management of cancer pain in adults and adolescents. 2019. https://www.who.int/ncds/management/palliative-care/cancer-pain-guidelines/en/（2021/2/1閲覧）

9）日本緩和医療学会：専門家をめざす人のための緩和医療学　改訂第2版．p.61，南江堂，2019．

10）前掲3），pp.98-99．

11）日本循環器学会，日本心不全学会合同ガイドライン：急性・慢性心不全診療ガイドライン（2017年改訂版）2018．https://www.j-circ.or.jp/old/guideline/pdf/JCS2017_tsutsui_h.pdf（2021/2/1閲覧）

12）Goodlin SJ, Wingate S, Albert NM, et al：Investigating pain in heart failure patients：the pain assessment, incidence, and nature in heart failure（PAIN-HF）study. J Card Fail, 18(10)：776-783, 2012.

13）大石醒悟：薬物療法．「心不全の緩和ケア　心不全患者の人生に寄り添う医療」．大石醒悟，高田弥寿子，竹原　歩，平原佐斗司編，p.84，南山堂，2014．

14）日本ペインクリニック学会神経障害性疼痛薬物療法ガイドライン改訂版作成ワーキンググループ：非がん性慢性疼痛に対するオピオイド鎮痛薬処方ガイドライン 改訂第2版．真興交易医書出版部，2017．

15）Lee AL, Harrison SL, Goldstein RS, et al：Pain and its clinical associations in individuals with COPD：a systematic review. Chest, 147(5)：1246-1258, 2015.

16）Chiò A, Canosa A, Gallo S, et al：Pain in amyotrophic lateral sclerosis：a population-based controlled study. Eur J Neurol, 19(4)：551-555, 2012.

17）日本神経学会監修：筋萎縮性側索硬化症診療ガイドライン2013．南江堂，2013．

18）芝崎伸彦：筋萎縮性側索硬化症における疼痛～筋収縮力と疼痛の関係～．難病と在宅ケア，20(9)：6-9，2014．

19）鈴木みずえ，古田良江，高井ゆかり，他：認知症高齢者における疼痛の有症率と疼痛が認知症の行動・心理症状（BPSD）に及ぼす影響．老年看護学，19(1)：25-33，2014．

20）Mitcell SL, Teno JM, Kiely DK, et al：The clinical course of advanced dementia. N Engl J Med, 361(16)：1529-1538, 2009.

21）丹羽真一，國井康人，川勝　忍，他：認知症患者の痛みの管理．臨床整形外科，52(7)：625-630，2017．

22）Husebo B, Ballard C, Sandvik R, et al：Efficacy of treating pain to reduce behavioural disturbances in residents of nursing homes with dementia：cluster randomized clinical trial. BMJ, 343：d4065, 2011.

2 呼吸困難

症状の定義

呼吸困難は，「呼吸時の不快な感覚」と定義されている[1]．呼吸困難の程度と質的感覚は多様であり，不快な感覚の質としては，努力感・労力感（work/effort：呼吸に努力や労力を要する感覚），絞扼感（tightness：胸が締め付けられる感覚），窒息感（吸気時の空気が足りない，不満足な感覚）などがある[2]．呼吸困難感は症状（異常な，あるいは苦痛な内部状態の知覚）であり，医療者が客観的に評価する徴候や呼吸パターンの変化（頻呼吸など），検査結果（低酸素血症など）とは必ずしも一致しない．呼吸困難の経験は，多様な生理的，心理的，社会的，環境的因子の相互作用に由来し，二次的に生理的，行動的反応を誘発する[2]．特に不安などの心理的反応は呼吸困難と相互作用し，活動を制限し，結果として生活の質の低下をもたらすといった負の循環を形成する[3]．近年，全人的苦痛（トータルペイン）〔CHAPTER 1-3）参照〕の概念に基づき，身体的，情緒的，社会的，スピリチュアルな呼吸困難に関連する苦痛の経験をトータルディスニアとして統合的にとらえ，マネジメントするアプローチが提示されている[3]．

呼吸困難が主観的症状であるのに対し，呼吸不全は客観的病態であり，「呼吸機能障害のため動脈血ガスが異常値を示し，そのために正常な機能を営むことができない状態」と定義される[1]．I型呼吸不全（ガス交換障害）とII型呼吸不全（換気障害）に分類され（表2-2-1），換気障害は，さらに拘束性，閉塞性，混合性の3つに分類される（表2-2-2）．

アセスメント

呼吸困難は，それを経験している人によってのみ認識されうる症状であり，適切なアセスメントは疼痛のように患者の自己報告によって行うことが推奨されている[1~4]．トータルディスニアのアプローチにおいても，身体的アセスメントから始める．バイタルサイン，呼吸パターン，呼吸音，チアノーゼの有無，呼吸補助筋の収縮，頸静脈怒張，下肢の浮腫などの有無の観察，基礎疾患および併存疾患（呼吸器疾患，循環器疾患，神経筋疾患，がんなどの既往の有無）とそれらの治療歴（手術歴，使用薬剤など），生活歴（喫煙歴，粉塵曝露の職場環境など），増悪因子と軽快因子の聴取，検査結果（動脈血ガス，ヘモグロビンなどの血液データ，経皮的酸素飽和度，画像検査，肺機能検査など）をアセスメントし，原因や緩和方法の明確化に努める．呼吸困難をもたらしうる原因を表2-2-3に要約する．

表2-2-1　呼吸不全の分類

呼吸不全の分類	病態	おもな原因
Ⅰ型呼吸不全（ガス交換障害） 低O_2血症 （PaO_2≦60Torr, $PaCO_2$≦45Torr）	換気血流比不均等	気道肺胞系・肺血管系に異常をきたす疾患（肺塞栓症，心原性肺水腫など）
	拡散障害	COPD，放射線・薬剤性肺障害，肺切除，無気肺，貧血など
	シャント（右左シャント）	先天性心疾患，肺血管腫，無気肺，肺炎，肝肺症候群など
Ⅱ型呼吸不全（換気障害） 低O_2血症＋高CO_2血症 （PaO_2≦60Torr, $PaCO_2$＞45Torr）	肺胞低換気	呼吸中枢の抑制（オピオイドや抗不安薬などの薬剤性も含む），神経筋疾患，肺・胸郭の異常（COPDなどの慢性的肺疾患の進行，肥満，後側弯症など）

（日本緩和医療学会，緩和医療ガイドライン委員会編：がん患者の呼吸器症状の緩和に関するガイドライン　2016年版．pp.18-20，金原出版，2016/鈴木隆宏，他：急性呼吸不全に至る疾患はどのようなものがあり，その診断はどう組み立てるとよいか？　Heart View，24(4)：318-323，2020を参考に筆者作成）

表2-2-2　換気障害の分類

換気障害の分類	病態	おもな原因
拘束性換気障害 %VC＜80％	肺の容積が縮小 肺活量の減少 呼吸筋の減弱	胸水，心不全，放射線・薬剤性肺障害，肺切除，原発性・転移性肺腫瘍，神経筋疾患など
閉塞性換気障害 $FEV_{1.0}$％＜70％	気道の狭窄による通過障害 $FEV_{1.0}$，$FEV_{1.0}$％の低下	COPD，気管支喘息，気管（口腔内，咽頭・喉頭など）の原発腫瘍，腫瘍の気管への浸潤など
混合性換気障害 %VC＜80％ $FEV_{1.0}$％＜70％	上記2つが混合	上記2つの障害の合併，進行したCOPDなど

%VC：パーセント肺活量，$FEV_{1.0}$％：一秒率，$FEV_{1.0}$：一秒量．
（日本緩和医療学会，緩和医療ガイドライン委員会編：がん患者の呼吸器症状の緩和に関するガイドライン　2016年版．pp.20-21，金原出版，2016 / Parshall MB, Schwartzstein RM, Adams L, et al：An Official American Thoracic Society Statement：Update on the mechanisms, assessment, and management of dyspnea. Am J Respir Crit Care Med, 184(4)：435-452，2012を参考に筆者作成）

表2-2-3　呼吸困難の原因

	心肺性の原因	全身性の原因
がんに関連した原因	肺がん，肺転移，胸水，上大静脈閉塞，肺塞栓，心囊水，主要気道閉塞，がん性リンパ管症，放射線・薬剤誘発性肺炎，肺炎	がん悪液質，腹水，肝腫大
がん以外の原因	COPD，気管支拡張症，喘息，気胸，間質性肺線維症，肺炎，肺塞栓，うっ血性心不全，不整脈	神経筋疾患，貧血，アシドーシス，廃用症候群，肥満，過呼吸症候群，パニック発作

（Cherny NI, et al eds：Oxford textbook of palliative medicine 5th ed. p.425, Oxford University Press, 2015/日本緩和医療学会，緩和医療ガイドライン委員会編：がん患者の呼吸器症状の緩和に関するガイドライン　2016年版．p.24，金原出版，2016を参考に筆者作成）

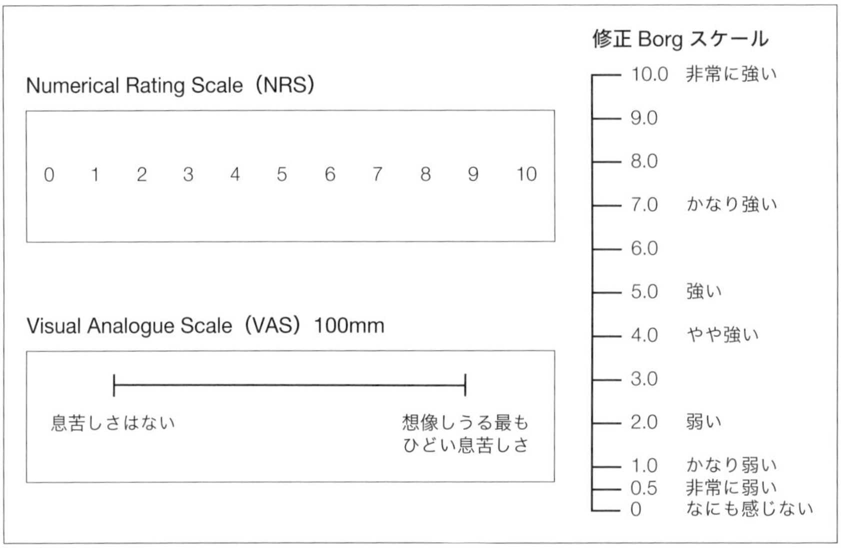

図2-2-1　呼吸困難の主観的な評価尺度
（日本緩和医療学会，緩和医療ガイドライン委員会編：がん患者の呼吸器症状の緩和に関するガイドライン2016年版．p.12，p.26，金原出版，2016より引用）
- Numeric Rating Scale（NRS）：0～10の両端に両極端の状態（たとえば，「息苦しさはない」「想像しうる最もひどい息苦しさ」）を記載し，もっとも当てはまる数字を選択する自己評価法．
- 修正Borgスケール：身体活動能力の評価を目的として開発されたカテゴリー尺度で，0～10の12段階（0.5を含む）の呼吸困難の強さを選択する自己評価法．
- Visual Analogue Scale（VAS）：水平あるいは垂直に引かれた100 mmの直線の両端に両極端の状態（たとえば，「息苦しさはない」「想像しうる最もひどい息苦しさ」）を記載し，最も当てはまる線上にマークする自己評価法．

呼吸困難は，不安や抑うつなどの精神的苦痛とも関連し，社会的役割や対人関係，経済的状況などに影響を及ぼし，人生の意味や苦しみといったスピリチュアルな苦痛にも関連する[3]．また，呼吸困難が悪化する状況においては，患者と家族は治療（非侵襲的陽圧換気療法導入，緩和的鎮静など）や療養の場（入院，在宅など）に関する意思決定に直面し，家族にも大きな影響を及ぼす[3,4]．よって，呼吸困難を経験する人とその家族にとっての症状の意味や，症状に伴う負担，生活への影響，治療への反応などを統合的にアセスメントする必要がある．

呼吸困難の評価領域は，感覚・知覚的経験（呼吸がどのように感じられるかの評価），精神的苦痛（呼吸がどれくらい苦痛に感じるかの評価），症状の影響や負担〔呼吸困難が活動能力，仕事（障害），生活の質あるいは健康状態にどれくらい影響するかの評価〕の3つに分類される[2]．感覚・知覚的経験の評価には，Numerical Rating Scale（NRS）やVisual Analogue Scale（VAS），修正Borgスケールが用いられる（図2-2-1）．症状の影響や負担を評価する尺度としては，修正MRC（Medical Research Council）スケール質問票や，Patient-Reported Outcome（PRO）Common Terminology Criteria for Adverse Events（CTCAE）（略称PRO-CTCAE^{TM}）などが使用可能である．

標準的対応

呼吸困難のある患者に優先される治療は，この症状をもたらす病態生理学的メカニズムをできるだけ明らかにし，取り除くことである[2,5]．心肺の基礎疾患や併存疾患の治療が可能であれば行われる．胸水貯留や心嚢液貯留があれば，穿刺が行われる場合もある[2,5]．低酸素血症が認められる場合には酸素療法が行われ，高流量鼻カニュラ酸素療法（High-Flow Nasal Cannula；HFNC）も用いられる[1]．

非侵襲的陽圧換気療法（Noninvasive Positive Pressure Ventilation；NPPV）は，ALSやCOPDにおける換気障害が進行した場合，進行がんで高CO_2血症を伴う場合や，心不全で急性心原性肺水腫の場合などに用いられる[1,2,5~7]．さらにALSの進行に伴い，気管切開下陽圧換気（Tracheostomy Positive Pressure Ventilation；TPPV）などの人工呼吸療法が用いられる[6]．それらの治療と並行して，あるいはそれらの治療が不可能な場合には，全般的な呼吸困難症状緩和のための介入を行う．また，院内で呼吸サポートチームが発足している場合は，協力して対応する〔CHAPTER 3-3)-②参照〕．看護ですぐに実施できる対応としては，起坐呼吸などの安楽な姿勢，可能であれば窓を開けて風を通す，団扇などで風を送る，口すぼめ呼吸や腹式呼吸の支援などが呼吸困難緩和に効果がある[3,5,8]．

また，呼吸困難を経験する人は，死への恐怖を感じ，活動を制限し，社会的役割を担えないことから精神的苦痛を生じるといった悪循環に陥る可能性がある．呼吸困難に伴う死への恐怖や活動制限に伴う精神的苦痛の傾聴などの心理的ケアも重要である．

呼吸および心臓リハビリテーションは，運動療法（持久力トレーニング，筋力トレーニングなど），セルフマネジメント教育（呼吸訓練，リラクセーション，ストレッチ，排痰法，服薬指導など），栄養療法，心理社会的サポートなどを含む包括的な介入であり，COPDや心不全，がん，ALSなどでそれぞれの状態に応じて実施され，効果が報告されている[2,5~7,9]．

呼吸困難を緩和するために使用される薬物として，オピオイドは進行COPD，がん，慢性心不全などの多様な患者において広く使用されている．呼吸抑制のリスクを配慮したうえで使用する必要がある．そのほか，フロセミド吸入，ベンゾジアゼピン系抗不安薬，副腎皮質ステロイドなどが使用されうる[1,2,5]．これらの標準的対応で改善しない場合，緩和的鎮静が検討される．

原因疾患別の特徴・対応のポイント

1 進行がん

進行がんでの呼吸困難有症率は，10～70％と報告されている[10]．進行がんでの呼吸困難の原因は大きく分けて，がんに直接関連した原因（肺実質や胸壁への浸潤，腫瘍気道閉塞，気胸，肺塞栓，がん性リンパ管症，全身衰弱に伴う呼吸筋疲労など）と，がん治療に関連した原因（肺切除術などの外科治療，化学療法に伴う貧血，薬剤性肺障害，心毒性など），放射線療法に伴う肺臓炎・心嚢炎など），そのほかの原因（心肺疾患，神経筋疾患の既往，不安・抑うつなど）に分類される[1, 11]．対応は標準的対応に準ずるが，悪性胸水に対しては，胸膜癒着術を行う場合もある[1]．

2 慢性心不全

慢性心不全患者における呼吸困難有症率は，60～88％と報告されている[10]．慢性心不全における呼吸困難は，うっ血に伴う胸水や肺水腫に起因し，心不全での呼吸困難は，空気飢餓感，深い呼吸ができない感覚であることが多い[2, 11]．呼吸困難の症状の評価は，心不全ステージ分類〔CHAPTER 3-2)-①の図3-2-1参照〕における病期の観点から検討することが推奨されている[12]．ステージCでは薬物療法，運動療法，患者・家族教育およびセルフモニタリングが中心となるが，治療抵抗性の症状が出現するステージDでは，少量のモルヒネなどオピオイドの有効性ならびに安全性が報告されている[7]．患者やその家族（介護者）がともに体重増加，起坐呼吸，労作時の呼吸困難増悪などの肺水腫の徴候に気づき，利尿剤増量やオピオイド使用など本人の状態に応じた対応方法について指導を受けることは，在宅での深刻な呼吸困難やパニックを予防することにつながる[11]．最期まで在宅療養を希望する心不全患者にとって，在宅医療における緩和ケアの体制を整えていくことが求められている．

3 COPD

COPD患者における呼吸困難有症率は，90～95％と報告されている[10]．COPDにおける呼吸困難は，労作時の気流閉塞による動的肺過膨張などに起因し[9]，呼吸の努力感・労力感のような呼吸困難を多く報告する[2]．COPD患者は徐々に肺の機能が低下する慢性的な経過のなかで，疾患の重症度に合わせた日常生活動作を獲得し呼吸困難を予防する．進行したCOPD患者やその家族（介護者）がともに呼吸困難を予防するために1日のなかで定期的に行うこと（口すぼめ呼吸やハッフィングと痰の喀出，定期的使用薬など），呼吸困難がいつもより少し強い時，著しく強い時の対応方法をアクションプランとして入院中に医療チームと共有しておくことは，在宅での深刻な呼吸困難やパニックの予防につながる[11]〔CHAPTER 3-3)-②参照〕．

4 ALS

ALS患者における呼吸困難の有症率は，47～81％と報告されている[13, 14]．ALS患者における呼吸困難は，呼吸や痰の喀出（咳嗽）に必要な呼吸筋を含む骨格筋機能の不可逆的衰弱に伴う呼吸不全による[14]．ALSにおいて呼吸不全はもっとも頻度の高い死因であり，早期発見は人工呼吸療法導入などの治療方針決定に重要となる[6, 11]．呼吸不全は自覚症状に乏しい場合もあり，診断時から定期的に①早期の呼吸機能低下症状（少しの動作や会話で息切れしやすい，大声が出しにくい，呼吸回数が増えている），②睡眠時の早期症状（寝つけない，すぐ目覚める，熟睡できない，昼間うとうとして疲れやすく，考えが集中できない）といった症状と，努力性肺活量（Forced Vital Capacity；FVC）などの呼吸機能検査，夜間の酸素飽和度測定などで評価をする[6]〔CHAPTER 3-4)-②参照〕．

5 認知症

認知症における呼吸困難有症率は46～70％との報告があり，その原因としては肺炎がもっとも考えられる[13, 15, 16]．認知症患者は，呼吸困難があっても自ら言葉で訴えることが難しい．看護師が“いつもと違う”呼吸状態に気づくことが重要である．そして，肺炎や肺水腫など呼吸困難の原因を明らかにし，その治療が行われるよう医師と協働していくことが求められる．終末期認知症においては，呼吸困難に対しオピオイド，呼吸困難に伴う不安や不穏に対してベンゾジアゼピンなどが使用される[15]．

■ 文献

1）日本緩和医療学会，緩和医療ガイドライン委員会編：がん患者の呼吸器症状の緩和に関するガイドライン　2016年版．金原出版，2016.

2）Parshall MB, Schwartzstein RM, Adams L, et al：An Official American Thoracic Society Statement：Update on the mechanisms, assessment, and management of dyspnea. Am J Respir Crit Care Med, 184(4)：435-452, 2012.

3）Abernethy AP, Wheeler JL：Total dyspnoea. Opin Support Palliat Care, 2(2)：110-113, 2008.

4）Kamal AH, Maguire JM, Wheeler JL, et al：Dyspnea review for the palliative care professional：assessment, burdens, and etiologies. J Palliat Med, 14(10)：1167-1172, 2011.

5）Kamal AH, Maguire JM, Wheeler JL, et al：Dyspnea review for the palliative care professional：treatment goals and therapeutic options. J Palliat Med, 15(1)：106-114, 2012.

6）日本神経学会監修：筋萎縮性側索硬化症診療ガイドライン2013．南江堂，2013.

7）日本循環器学会，日本心不全学会：急性・慢性心不全診療ガイドライン（2017年改訂版）．2018. https://www.j-circ.or.jp/old/guideline/pdf/JCS2017_tsutsui_h.pdf（2021/2/1閲覧）

8）Ferrell B, Coyle N, eds：Oxford Textbook of Palliative Nursing. 3rd ed, Oxford University Press, Oxford, 2010.

9）3学会合同呼吸リハビリテーションに関するステートメントワーキンググループ，他：日本呼吸ケア・リハビリテーション学会，日本呼吸理学療法学会，日本呼吸器学会　呼吸リハビリテーションに関するステートメント．日本呼吸ケア・リハビリテーション学会誌，27(2)：95-114，2018.

10）Solano JP, Gomes B, Higginson IJ：A comparison of symptom prevalence in far advanced cancer, AIDS, heart disease, chronic obstructive pulmonary disease and renal disease. J Pain Symptom Manage, 31(1)：58-69, 2006.

11）Cherny NI, et al eds：Oxford textbook of palliative medicine 5th ed. Oxford University Press, Oxford, 2015.

12）Goodlin SJ：Palliative care in congestive heart failure. J Am Coll Cardiol, 54(5)：386-396, 2009.

13）Voltz R, Borasio GD：Palliative therapy in the terminal stage of neurological disease. J Neurol, 244（suppl 4）：S2-S10, 1997.

14）Vender RL, Mauger D, Walsh S, et al：Respiratory systems Respiratory systems abnormalities and clinical milestones for patients with amyotrophic lacteral sclerosis with emphasis upon survival. Amyotroph Lateral Scler, 8(1)：36-41, 2007.

15）Arcand M：End-of-life issues in advanced dementia：Part 2：management of poor nutritional intake, dehydration, and pneumonia. Can Fam Physician, 61(4)：337-341, 2015.

16）Mitchell SL, Teno JM, Shaffer ML, et al：The clinical course of advanced dementia. N Engl J Med, 361(16)：1529-1538, 2009.

3 倦怠感

症状の定義

倦怠感は，健康な人から，がんを含む多くの慢性疾患の人まで，多くが経験する症状である．倦怠感の広く受け入れられた定義はないが，慢性疾患患者およびその専門家からの情報に基づく定義の一つは，「軽い疲労感から，圧倒的な，衰弱させる，持続する消耗感までを含み，その人が効率よく働く能力や通常レベルで家族・社会的役割を果たすなどの日常的活動遂行能力を低下させるもの」である[1)]．

がん，心不全，COPDなどの患者の倦怠感経験に基づく研究によれば，倦怠感はこれまで経験したことのない圧倒的なレベルで，予測不可能なために社会活動への参加を妨げ，医療者や家族を含めた他者から理解されないものとして報告されている[2,3)]．また，倦怠感は単に身体的疲労感や衰弱感のみならず，気力やモチベーションの低下，集中力や思考の問題など，身体的，情緒的，認知的領域に及ぶ[4,5)]．

このように，慢性疾患，特に完治を望めない病における倦怠感は健康な人が経験するものと異なり，生活の質に多大な影響を与える患者にとって深刻な症状であるが，薬物療法によってマネジメント可能な疼痛と比較して評価，診断，治療されることが非常に少ない[4~6)]．また，倦怠感は単独で生じることは少なく，他の症状（疼痛，呼吸困難，精神的苦痛，睡眠障害，悪液質など）とともに出現することが多いという特徴がある[4~6)]．

アセスメント

倦怠感も疼痛と同様に，経験している本人にしかわからない経験であるため，患者報告とそのほかのデータを用いて体系的に評価することが推奨される[4,5)]．倦怠感については，多くの人が「病気で治療を受けているので仕方ない」などと考えているため，医療者に報告しない傾向がある．よって，医療者から定期的に質問し評価する必要がある．

アセスメントは，まず倦怠感の有無，程度あるいは頻度（量的な評価）の確認を行う．疼痛同様に0（倦怠感がまったくない）から10（想像できるかぎり最悪の倦怠感）の数値的評価，あるいは，なし，軽度，中等度，重度で質問する．0～10のうち4以上あるいは中等度以上の場合は，さらに倦怠感の質的な評価（疲労感，気力の低下，集中力の低下など），倦怠感の生活・活動への影響，悪化・軽減させる因子などを詳細に評価する．さらに，疾患の状態，治療（特に薬物療法），治療可能な寄与因子の有無，社会的サポートの有無などをアセスメントする[4~6)]．おもなアセスメント内容を**表2-3-1**に示す．

表2-3-1　倦怠感に関するおもなアセスメント内容

病気の経過	◦疾患の状態（進行など） ◦治療 ◦最近の入院 ◦薬物療法 （副作用，薬物間相互作用，誤った使用など） ◦全身のレビュー	◦倦怠感の経過（出現，パターン，持続期間，時間に伴う変化，関連する・緩和する因子，活動の障害） ◦社会的サポート ◦経済的状態
治療可能な倦怠感の寄与因子	◦疼痛 ◦精神的苦痛（不安・抑うつ） ◦貧血 ◦睡眠障害 （不眠，過眠，睡眠時無呼吸，むずむず足症候群，サーカディアンリズム症候群など） ◦栄養不足・偏り ・体重・カロリー摂取量変化（悪心・嘔吐，食欲低下，便秘，下痢，口内炎など） ・脱水・電解質異常（低ナトリウム，低カリウム，高カルシウム，低マグネシウムなど） ・ビタミン不足	◦活動状態低下（身体活動レベル，体調不良） ◦併存疾患 ・アルコール・薬物依存 ・心機能障害 ・内分泌機能障害（更年期障害，甲状腺機能低下，性腺機能低下，副腎機能不全）など ・胃腸機能障害 ・肝機能障害 ・感染 ・神経機能障害 ・呼吸機能障害 ・腎機能障害

〔National Comprehensive Cancer Network（NCCN）：NCCN clinical practice guideline in oncology, cancer-related fatigue. https://www.nccn.org/professionals/physician_gls/pdf/fatigue.pdf（2021/2/1閲覧）を筆者和訳・作成〕

倦怠感は身体的，精神的，社会的，スピリチュアルな安寧全般に影響を及ぼすため，経験している本人にとっての倦怠感の意味や苦しみを理解する必要がある．倦怠感を経験する人にとっての意味は，著しく生活の質を妨げる苦痛にもなりうるが，必ずしもネガティブなものとは限らず，終末期においては，ときに生から死への移行に伴う苦痛を緩和する正常な反応ともなりうる[4]．倦怠感の尺度としては，倦怠感の程度と活動への影響を評価する簡易倦怠感尺度（Brief Fatigue Inventory；BFI）やFunctional Assessment of Chronic Illness Therapy-Fatigue（FACIT-F）などがある．

標準的対応

まず，アセスメントで治療可能な寄与因子が明らかになった場合は，その改善に向けた介入を行う[4~7]．睡眠障害や栄養状態の改善，精神的苦痛，そのほかの症状のマネジメント，薬物療法が原因の場合は可能な範囲で容量や使用の調整，活動耐性に応じた身体活動マネジメント，さらには倦怠感に伴う社会経済的問題の解決など，必要に応じて可能なかぎり医師，栄養士，理学療法士，作業療法士，心理士，医療ソーシャルワーカー（Medical Social Worker；MSW）など多職種からサポートを得られるよう調整する．

現在，倦怠感の治療としてエビデンスの確立された薬物療法はなく，もっともエビデンスレベルが高い対応は，身体活動の維持増強・運動療法である[4〜7]．患者の活動耐性に応じて身体活動・運動（運動が可能な場合はウォーキングなどの有酸素運動や筋トレ，柔軟体操，運動が難しい場合は定期的にベッドサイドに座る，他動運動など）を維持，促進する．そのほか，疾患や治療によって生じうる倦怠感について予測できることや対処法などの情報を患者や家族に提供することも重要である．

対処法の一つとして，一日のなかでの倦怠感のパターンを記載し，活動の優先順位をつけて活動を計画するエネルギー保存法がある．もっとも優先順位の高いことをエネルギーがもっとも高い時に行い，優先順位の低い活動は延期する，あるいは他者に依頼するなどの調整を，状態や希望に応じて行う[4,5]．

倦怠感は他者から理解されにくく，また強い倦怠感は社会活動参加を阻み，他者への依存を余儀なくし，孤立感や他者への負担となる苦しみを伴うことがある．よって，家族なども含めて倦怠感の状態と活動の優先順位について本人と話し合い，ケアの予定を調整し，支持的に対応する．楽しめる活動（自然環境のなかで過ごす，趣味活動，家族・友人とともに過ごすなど）への参加は倦怠感の緩和に効果がある[5]．

終末期においては，倦怠感緩和に有効とされるコルチコステロイドなどの薬物療法が，本人と家族の希望に沿って（最後の年末年始を家族と過ごすなどの明確な目標のために）使用されることもある[4〜7]．

原因疾患別の特徴・対応のポイント

1 進行がん

進行がんでの倦怠感有症率は60〜90％と報告されている[7]．終末期のがん患者の倦怠感には，おもに貧血，薬物療法（化学療法，オピオイドなどを含む）・放射線療法などの有害事象，多くの薬剤の併用，認知力低下，他の症状（疼痛，呼吸困難，睡眠障害など）が大きく関連するため，それらの改善が重要である[6]．化学療法や放射線療法に伴う倦怠感は出現パターンがあり，ある程度予測可能であるが，終末期がんの場合，倦怠感は常に存在することが多い[3]．

運動療法は，最期まで健康的，自立的生活を望む患者に効果的である[6]．休息によって改善しない倦怠感は，長期的身体活動の減少により悪化する可能性があり，可能なかぎり（受動的であっても）身体を動かす機会をつくることが推奨される[4]．

2 慢性心不全

慢性心不全における倦怠感有症率は82％と報告されている[7]．心不全における倦怠感の特徴は，無気力と著しいエネルギーの不足，活動能力の低下とされ，呼吸困難や抑うつ気分との関連が報告されている[2]．また，心不全における倦怠感の要因の一つに心拍出量の低下がある〔CHAPTER 3-2)-②；NOTE②参照〕．そのほかにも，抑うつ，甲状腺機能低下症，貧血，利尿薬過量投与，電解質異常，睡眠時無呼吸，潜在性感染症などがあり[8]，これらの検索と適切な治療が症状の軽減につながる場合もある．

非薬物療法としては，エネルギー保存法とともに，補助具の活用や活動耐性に応じた心臓リハビリテーションも倦怠感の緩和に寄与する[7]〔CHAPTER 3-2)-②参照〕.

3 COPD

COPDにおける倦怠感有症率は96％と報告されている[5]．COPDにおける倦怠感の特徴は，慢性的なエネルギーの不足と社会的活動能力の低下とされ，社会的活動能力低下や日常生活の制限は，社会的孤立と抑うつとの関連が報告されている[2]．COPDにおける倦怠感は，食欲低下，呼吸困難，睡眠障害などの身体症状と関連するため，呼吸困難や睡眠障害のマネジメント，栄養サポート，呼吸リハビリテーションは倦怠感改善にも有効である[7,9]．

4 ALS

ALSにおける倦怠感有症率は44～83％と報告され，睡眠障害（夜間頻尿，筋痙攣などに関連），栄養状態，筋力低下，呼吸機能低下，抑うつ，薬物療法などとの関連が報告されている[10]．これらの関連因子の改善・調整は倦怠感の緩和にもつながる[10]．

5 認知症

認知症終末期での倦怠感有症率は約94％とされ，衰弱に次いで有症率が高く，認知症のない終末期の人と同等であった[11]．言語的に症状を報告することが難しい場合，倦怠感は傾眠や活動の拒否として表れる可能性がある．

認知症における倦怠感対応に関する資料はほぼ見当たらないが，倦怠感の原因となりうる因子をアセスメントし，感染や多剤併用（ポリファーマシー）などへの適切な対応を行い，可能であれば運動や身体活動，家族などとの楽しめる活動への参加は効果的と思われる．認知症が中等度以上になると，活動と休息のバランスを自ら調整することが困難になる．

一方，認知症患者には睡眠障害が出現する頻度が高い[12,13]．倦怠感軽減のためには睡眠も含め，休息を十分にとれるよう援助することも必要である．

文献

1) Riley WT, Rothrock N, Bruce B, et al：Patient-reported outcomes measurement information system (PROMIS) domain names and definitions revisions：further evaluation of content validity in IRT-derived item banks. Qual Life Res, 19(9)：1311-1321, 2010.
2) Jaime-Lara RB, Matura LA, Hodgson NA, et al：A qualitative meta-synthesis of the experience of fatigue across five chronic conditions. J Pain Symptom Manage, 59(6)：1320-1343, 2020.
3) Whitehead LC, Unahi K, Burrell B, et al：The experience of fatigue across long-term conditions：a qualitative meta-synthesis. J Pain Symptom Manage, 52(1)：131-143, 2016.
4) Radbruch L, Strasser F, Elsner F, et al：Fatigue in palliative care patients -- an EAPC approach. Palliat Med, 22(1)：13-32, 2008.
5) Ferrell B, Coyle N, eds：Oxford textbook of palliative nursing. 3rd ed, Oxford University Press, Oxford, 2010.
6) National Comprehensive Cancer Network（NCCN）：NCCN clinical practice guideline in oncology, cancer-related fatigue. https://www.nccn.org/professionals/physician_gls/pdf/fatigue.pdf（2021/2/1閲覧）
7) Cherny NI, et al eds：Oxford textbook of palliative medicine 5th ed. Oxford University Press, Oxford, 2015.
8) 日本循環器学会，日本心不全学会：急性・慢性心不全診療ガイドライン（2017年改訂版）．2018.

https://www.j-irc.or.jp/old/guideline/pdf/JCS2017_tsutsui_h.pdf（2021/2/1閲覧）
9）Payne C, Wiffen PJ, Martin S, et al：Interventions for fatigue and weight loss in adults with advanced progressive illness. Cochrane Database Syst Rev, 2017(4)：CD008427, 2017.
10）Jackson CE, McVey AL, Rudnicki S, et al：Symptom Management and End-of-Life Care in Amyotrophic Lateral Sclerosis. Neurol Clin, 33(4)：889-908, 2015.
11）Pinzon LC, Claus M, Perrar KM, et al：Dying with dementia：symptom burden, quality of care, and place of death. Dtsch Arztebl Int, 110(12)：195-202, 2013.
12）三島和夫：認知症にみられる睡眠障害とその診断と治療．精神神経学雑誌，114(2)：167-170，2012.
13）Wennberg A, Wu MN, Rosenberg PB, et al：Sleep disturbance, cognitive decline, and dementia: A review. Semin Neurol, 37(4)：395-406, 2017.

4 浮　腫

症状の定義

浮腫とは，細胞外液のうち細胞間質の液が増加し，体表面から腫脹して見える状態のことである．全身に出現する浮腫を全身性浮腫，局所に出現する浮腫を局所性浮腫とよぶ．

1 全身性浮腫

心原性浮腫，肝性浮腫，腎性浮腫，薬剤性浮腫，栄養障害性浮腫，内分泌疾患に起因するものなどがある[1)]．心原性浮腫は，心疾患が病因となり心拍出量が低下し，静脈圧の上昇が毛細血管内圧を高め，体液が間質に病的に貯留することで出現する．肝性浮腫は，肝硬変などによる肝機能障害や，低アルブミン血症による血漿膠質浸透圧の低下，腎臓でのナトリウム貯留による循環血漿量の増大，門脈圧亢進症により出現する．腎性浮腫は，急性腎障害，慢性腎臓病，ネフローゼ症候群，糖尿病性腎症，閉塞性腎症による腎機能障害によって起こる浮腫で，糸球体濾過量の低下に伴う水やナトリウムの貯留，血漿膠質浸透圧の低下に伴う血管内の水，ナトリウムの間質への移動により生じる．薬剤性浮腫は，カルシウム拮抗薬，非ステロイド性抗炎症薬（NSAIDs），チアゾリジン誘導体，女性ホルモンなどの薬剤の使用によって生じる．栄養障害性浮腫は，低アルブミン血症により血漿膠質浸透圧が低下し，血管内に水分を保持できなくなることにより生じる．内分泌疾患に起因する浮腫は，甲状腺機能亢進症，Cushing症候群により生じる．

2 局所性浮腫

異常な間質液貯留が局所に限局して生じたもので，静脈性浮腫，リンパ浮腫，炎症性浮腫，血管神経性浮腫などがある．それぞれ局所の静脈あるいはリンパ管のうっ滞ならびに局所における毛細血管の透過性亢進が原因とされている．浮腫が起こると，リンパ腔，リンパ管は拡張し，皮下組織・筋膜間にリンパのうっ滞，浮腫，線維芽細胞の増殖が起こり，皮膚はスポンジ状から硬化し，象皮病になる．

3 非圧痕性浮腫と圧痕性浮腫

浮腫のある部分を数秒以上圧迫した後に圧痕が残るものは圧痕性浮腫（pitting edema），圧痕が残らず速やかに回復するものは非圧痕性浮腫（non-pitting edema）に分類される．心不全など循環器疾患によって起こる浮腫は圧痕性浮腫である．

アセスメント

1 問診・視診・触診

浮腫がある場合には，まずその分布範囲，性状，程度を確認する．患者に尋ねる時は「むくみはいつ頃からありましたか？」「朝と夜，どちらのほうがむくみがひどくなりますか？」「指がむくんで指輪がきつくなることがありますか？」「靴がきつくなることはありませんか？」など具体的に聞くとよい．さらに，顔面，眼瞼，四肢，前脛骨部，手指，皮膚の色調など全身の視診を行い，浮腫がどの部分に分布しているのかを判断する．臥床時間が長く，仰臥位をとっている患者の場合は背部，側臥位が多い患者の場合は下側になっている部位の視診，触診を行う．

浮腫に左右差が認められる場合には，局所性浮腫が考えられる．局所性浮腫の代表的な原因として，深部静脈血栓症などの静脈の閉塞によるものがある．左右差のない場合は全身性浮腫と判断され，慢性心不全や腎疾患が原因としてあげられる．全身性浮腫の場合は，組織圧の低い眼瞼や手指にも浮腫が出現しやすいため，前脛骨部と併せて観察を行う．また，比較的急激に出現する浮腫は心不全に起因するものが多い．腎性浮腫は，顔面と下肢に浮腫が出現しやすく，尿検査の結果と併せて判断する．肝性浮腫は，肝硬変に由来するものが多く，腹水の貯留が起こる．

2 評価法

代表的な評価法として，圧痕の深さや圧迫を解除してからもとに戻るまでの時間を基準として4段階で評価する方法がある[2)]．なお，前脛骨部を押して圧痕性浮腫が出現すれば，約3 kg（50 mL/kg）の体液量増加があると推測される．患者に毎朝決まった時間に体重を計測してもらうとよい．

片側性の浮腫がみられる場合は，巻き尺による計測を行う[3)]．下肢の場合には，両足の前足部，足首の上部でもっとも短い外周，腓腹部でもっとも長い外周，膝を伸ばした状態で膝蓋の上部での外周を計測して左右差を比較する．足首の上部で1 cm，腓腹部で2 cmの左右差が認められる場合には局所性浮腫が疑われる．圧痕が残らず数秒以内に消退する場合は血液データを確認し，低アルブミン血症になっていないかを確認する．

標準的対応

浮腫により皮膚が脆弱になっている場合は，靴や靴下により発赤や表皮剥離が起こりやすいため，適切なセルフケアが必要となる．基本は清潔を保つことである．石鹸やアルコール入りの皮膚洗浄剤は皮膚を乾燥させるため，十分に泡立てた泡でやさしくなでるなど，愛護的な方法で洗浄を行う．また，保湿に努め，発赤や表皮剥離を招くような締めつけやあたりの強い靴や靴下のゴムによる刺激を避ける．

病因が明らかな場合は，対症療法と併用してケアを行うことが重要となる．深部静脈血栓症による浮腫は，抗凝固療法や弾性ストッキング，包帯での圧迫を行う．血栓の形成を予防するために，十分な量の水分を摂取することが重要となる．血液データを参考にしながら抗凝固療法が行われるが，安静が解除となった後は，痛みに応じて足関節の自動運動を促進し，日常生活のなかで継続的な運動が行えるように援助する．栄養障害性浮腫の場合は，低栄養状態に対するアセスメントを行う．食事内容は適切か（食事の形態，硬さ，消化のしやすさ，カロリー），口腔内の清潔が保たれているか（齲歯はないか，義歯は合っているか，口腔粘膜に傷はないか，味覚障害はないか），自宅で食事をどのような姿勢で摂取しているか（安定した姿勢が保てているか），消化管疾患はないか（下痢や嘔気はないか，薬剤性の胃粘膜障害は起こっていないか）などを確認する．水分摂取量と尿量の増減を把握し，できるだけ同じ時間に体重測定を行う．必要に応じて水分・塩分の制限とともに，電解質の補正を行う．

四肢の浮腫は，患部の挙上により症状を軽減させることができる．心臓より高い位置で挙上することが望ましいが，局所の圧迫による発赤や表皮剝離を起こさないために十分な大きさのある枕を使用し，枕やマットレスの摩擦による刺激を避ける必要がある．また，四肢の浮腫に対しては弾性ストッキングや弾性スリーブの着用，包帯による圧迫法を用いることがある．患者の状態によっては着用に介助が必要なことがあり，圧迫により患者が苦痛を感じることも多いため，患者と相談し適切な方法を選択することが重要である．

浮腫は外見の変化を感じやすく，患者のQOLを低下させる症状である．ストールや体のラインの見えにくい服を選択するなど，衣類や靴の選び方で外見の変化をカバーすることができるため，患者の意向を取り入れながらともに対策を考えていく姿勢が重要である．

原因疾患別の特徴・対応のポイント

1 進行がん

進行がん患者は，がんによる直接的作用や，免疫反応を介しての間接的作用により体重維持のための栄養維持機構が破綻し，悪液質による低栄養状態となりやすい．また，治療に伴う下痢や嘔吐により電解質バランスの異常が生じ，全身性浮腫の原因となる．身体観察や血液データから食事摂取状況や栄養障害の有無を確認し，症状に応じた対応を行う．

一方，局所性浮腫である静脈性の浮腫は，がん細胞（特に腺癌）によって血液凝固能が亢進して発症する四肢の静脈血栓症や血栓性静脈炎に起因する[4]．リンパ浮腫は，乳がんや子宮がん，直腸がんによるリンパ郭清後に起こる．リンパの流れが外科的な治療の後に物理的に障害され，リンパ管への流入量が低下し組織間液が増加することで生じる．発症時期は患者により個人差があり，術後すぐ発症する場合もあれば，10年後に発症する場合もある．対処法としては，静脈・リンパ系が原因の場合は複合的治療（医学的に検証された4つの主要素「スキンケア」「医療リンパドレナージ」[*1]「圧迫療法」「運動療法」を個

＊1　医療リンパドレナージセラピストの資格は，医師，看護師，理学療法士，作業療法士，あん摩マッサージ指圧師が専門の講習を受けることで取得できる．

別の症状に応じて実施する複合的理学療法）が適応となる．リンパ漏の感染，静脈炎が併発している炎症性の場合は，消炎治療（薬物療法，冷却など）が行われる．

進行がん患者においては，浮腫の発症早期から対応を始め，悪化や炎症の併発を防止することが重要である．

2 慢性心不全

循環器系の浮腫は，静脈圧が上昇することによって生じる．静脈の還流が障害されて静脈圧が上昇すると，血液中の血漿成分の細胞間質への流出量が増加し，浮腫が生じるのである．うっ血性心不全では，日に日に増悪する対称性の両下腿浮腫が認められる場合が多い．浮腫は起床時にもっとも改善し，夕方に増悪する場合が多い．また，心原性の浮腫では呼吸困難感が先行することが多い[5)]．下肢浮腫の改善のために下肢の挙上を行うと，静脈血の還流が増加し，右心房圧が一時的に増大するため，呼吸困難感がある患者には注意を要する．心不全再入院の予防のためにも，症状のセルフモニタリングの一環として体重，血圧測定とともに浮腫の有無を確認するように教育していくことが重要である．

浮腫の治療は塩分制限と利尿剤が中心となるが，治療抵抗性となる末期心不全においては，浮腫による身体活動の低下や皮膚トラブルなどを引き起こし，患者のQOLも低下してしまうため，日常のケアも重要となる〔CHAPTER 3-2)-③参照〕．

3 COPD

COPDの患者は，感冒などのウイルス感染により急性増悪することがある．COPDの増悪期には，肝腫大・体重増加・尿量減少・浮腫などの右心不全徴候が悪化することがある．右心不全を引き起こす疾患としてもっとも頻度が高いものがCOPDであり，右心不全が生じるとCOPDのステージ分類はⅣ（きわめて高度の気流閉塞）となり，予後不良といわれている．そのため，浮腫がみられる場合はCOPDの急性増悪に由来するものかを判断し，早期に治療に結びつけることが重要である．急性増悪の徴候は，症状，病歴，徴候・身体所見，パルスオキシメータ（動脈血ガス分析）などの臨床検査に基づいて評価する．右心不全の診断には，浮腫のほか，頸動脈の怒張，胸部X線写真，白血球数，CRP，喀痰検査，心エコー検査が必要であるが，誰でも簡便に行うことができる浮腫の観察は，右心不全徴候を早期に把握するために有用である．

4 ALS

ALSの診断は，厚生労働省の診断基準に基づいて臨床症候，電気生理学的所見，病理学的所見などをもとに総合的に判定するが，近年では，筋MRIを用いて筋内信号強度の上昇を一つの所見として用いる試みが行われている．これは，筋内信号強度の上昇が炎症および浮腫性変化を反映していると考えられているためである．下腿筋MRIについてALS患者10例を検討した報告[6)]によると，ALS患者における筋MRI・T2強調画像の信号強度上昇は，脱神経後の浮腫性変化を反映していると考えられるため，ALS患者の病期判定や他疾患との鑑別が困難な場合の補助検査の一つとして筋MRIは有用であるとされている．

ALSは筋萎縮（下位運動ニューロン障害）と側索（上位運動ニューロン障害）の両方が選択的に硬化（変性）をきたす疾患であることから，随意的に筋肉を動かすことが困難となる．足関節の自動運動により静脈還流を促すことができないため，体位に依存した浮腫が出現する．こまめな体位変換を行い浮腫が生じている部位を軽度挙上したり，愛護的なマッサージにより静脈還流を促す．また，眼瞼や手指をはじめとした全身性の浮腫が生じている場合には，心機能や栄養状態を確認する．

5 認知症

長時間車いすを利用している認知症患者の場合，慢性的な下肢不動状態となり，下肢浮腫が生じることがある．このような場合の下肢浮腫の多くは局所性であり，外的な要因として，座位による不動・膝や股関節屈曲でのリンパ・血液循環の阻害，抗重力などが関係する[7]．日中車いすを利用している高齢者27名を対象として行われた調査[7]では，下肢浮腫のある13名を対象として左右下肢周径囲を1日4回（6，11，15，18時）測定した結果，右最大下腿周径囲，左最大下腿周径囲，左足背周径囲において「6時から11時」の間で有意に浮腫が増悪していることが示された．下肢の不動状態や膝・股関節の屈曲が持続すると，下肢浮腫は増悪し自立歩行困難となるため，立ち上がりや歩行などの動作が日常生活のなかに無理なく組み入れられるように配慮する．また，座位のまま入眠することが多い場合には，本人と相談し，休息も兼ねて臥位になり，30分程度の午睡がとれるようにするとよい．

文献

1）須藤　博：浮腫．今日の診療プレミアムWEB（原典：新臨床内科学第10版）．医学書院，2020．

2）Seidel HM：Mosby's guide to physical examination. 7th ed, pp.444-445, Mosby/Elsevier, 2011.

3）Bickley LS，Szilagyi PG著，福井次矢，井部俊子，山内豊明監修：ベイツ診察法．第2版，pp.509-510，メディカル・サイエンス・インターナショナル，2015．

4）Trousseau A：Phlegmasia alba dolens. Clin Med Hotel Dieu de Paris，3：654-712, 1865.

5）Swartz MH著，西垂水和隆，吉嶺厚生，成田　雅，他監修：スワルツ身体診察法－病歴と検査．p.297，西村書店，2013．

6）馬場ゆり，黒岩義之：筋萎縮性側索硬化症における筋核磁気共鳴画像（MRI）の検討．横浜医学，56(2)：91-95，2005．

7）坂東美知代，草地潤子，櫻井美代子：要介護高齢者の下肢浮腫の経時的変化について－個人属性とセルフケア行動からの検討－．桜美林大学心理学研究，(5)：91-104，2015．

5 悪液質

症状の定義

悪液質とは基礎疾患に関連して生じる複合的代謝異常の症候群であり，脂肪量の減少の有無にかかわらず，筋肉の喪失を特徴とする[1]．悪液質を引き起こす慢性疾患としては，がんをはじめ，心疾患，閉塞性肺疾患，腎不全，肝不全などがあげられる．これらの疾患に伴う食欲不振，炎症，インスリン抵抗性（インスリンに対する感受性の低下），性腺機能不全，貧血などによって，脂肪量の減少，筋肉の消耗が進み，体重減少，虚弱・疲労につながる（図2-5-1）．

悪液質は絶食や飢餓《きが》による栄養失調とは異なるが，食欲不振などの症状や治療（消化管再建術後など）の影響，副作用（悪心）による食物摂取量の減少が患者の体重減少に関与していることは否定できない．

アセスメント

悪液質の診断基準を図2-5-1に示す．悪液質の治療目標[2]は，体重および骨格筋量の減少を増加に転じることである．改善を目指すサポート（栄養サポート，運動療法）において，すぐには体格指数（Body Mass Index；BMI）の改善に至らないが，生化学データにおいて炎症反応（C反応性蛋白；CRP）の改善がアルブミン値に影響するため，その推移をみながら栄養状態をアセスメントしていく．そして，最低限の目標として体重を維持し，さらなる体重減少を防止していく．

標準的対応

悪液質に対しては，CRPが高い場合は抗炎症治療を行う．標準的には，栄養サポート，筋肉の機能を維持するための運動療法，筋肉を増やすためのステロイドや食欲を改善するための薬物療法が行われる[3]．

1 栄養サポート

栄養サポートの第一選択は経口摂取であるため，嚥下機能の低下がみられるものの改善が見込まれる場合には，嚥下サポートチームと協働して集学的な改善に取り組む必要がある．経口摂取を促すためのケアの一例を以下に示す．

- 食環境を整える

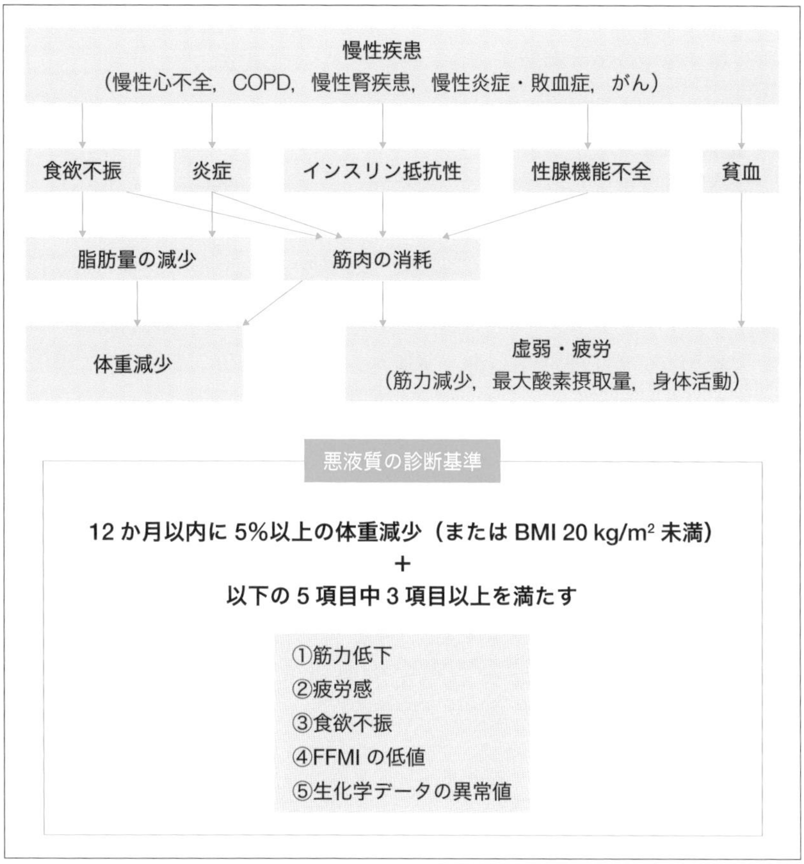

図2-5-1　悪液質の定義および診断基準
（Evans WJ, et al：Cachexia：A new definition. Clin Nutr, 27：794, 2008[1)]をもとに筆者作図・和訳）
「過去12か月以内に5％以上の体重減少がみられること，またはBMI[＊1]が20 kg/m^2未満であること」に加えて，以下の5項目中3項目以上を満たす場合に悪液質と診断される．
①筋力低下
②疲労感
③食欲不振
④除脂肪量指数（Fat Free Mass Index；FFMI）[＊2]の低値
⑤生化学データの異常値〔炎症反応；CRP＞5.0 mg/dL，IL-6＞4.0 pg/mL，
貧血；Hb＜12.0 mg/dL，低アルブミン血症；Alb＜3.2 g/dL〕

- 口腔ケアを実施する
- 誤嚥をしないように体位や食物の形態を整える
- 必要に応じて増粘剤や栄養補助食品を導入する

なお，経口摂取ができない場合は経腸栄養（経鼻胃管，経皮内視鏡的胃瘻造設術，経皮

＊1　BMIの計算式は「体重（kg）÷身長（m）÷身長（m）」．日本肥満学会による基準値は18.5～24.9 kg/m^2である．

＊2　FFMIの計算式は「体重（kg）×（1－体脂肪率）÷身長（m）÷身長（m）」．欧州臨床栄養代謝学会では，男性17 kg/m^2未満，女性15 kg/m^2未満を低栄養の指標としている[4)]．

経食道胃管挿入術）が選択されるため，ベッドアップして投与し，嘔吐による誤嚥性肺炎に注意する．最後に静脈栄養（末梢ルート，中心静脈ルート，在宅中心静脈栄養，皮下輸液）が選択されるが，患者の日常生活行動に合わせて，間欠的または持続的な投与を行う．

2 運動療法

運動療法は患者の状態に合わせて，筋力を維持・増強する目的で行う．

3 薬物療法

前述したステロイドに加え，近年，食思不振に対してグレリン（内因性ホルモン）の処方も有用といわれていたが[5]，2020年12月に，グレリン様作用薬アナモレリン（エドルミズ錠®）が，がん悪液質（非小細胞肺がん，胃がん，膵がん，大腸がん）における治療薬としてはじめて承認された（2021年1月承認）．

原因疾患別の特徴・対応のポイント

1 進行がん（がん悪液質）

がん悪液質はがん患者の約50～80％に影響を及ぼす[6]．体重減少を引き起こす要因として，免疫システムを強化する情報の伝達物質「サイトカイン」が関与している．がん細胞がサイトカインを過剰に産出・分泌することで炎症を起こし，悪液質の促進因子（炎症性サイトカイン）を産出する．この炎症性サイトカインによって蛋白質分解酵素の産生が促進し，アルブミンの生成が抑制されることで，脂肪組織の減少や筋肉の消耗を生じる．加えて，宿主である身体で全身性の炎症反応が活性化するという，腫瘍と宿主の双方の要因が絡み合い悪液質を生じる[7]．特に，膵臓がん，小細胞肺がんなど，急激な体重減少を伴う進行がんでは，診断期から発症している場合がある．

がん悪液質[8]は，体重減少の程度，BMI，サルコペニア（sarcopenia；加齢による骨格筋量の低下），全身症状の医学的指標（Performance Status；PS）などに基づき，前悪液質（precachexia），悪液質（cachexia），不応性悪液質（refractory cachexia）の3段階の病期に分類される．各病期の治療アルゴリズムを図2-5-2に示す．

前悪液質の場合は，積極的に栄養サポート，運動療法を勧め，がん治療に臨めるように栄養状態を整える．悪液質を呈すると，経口摂取ができなくなったり，全身の炎症を伴ったりすることが多いため，対症療法を行う．不応性悪液質に陥った場合は，栄養管理の再考を行い，緩和医療を中心に精神的・社会的サポートや倫理的検討を重視することが推奨される．

「食」に対する精神的・心理的な苦痛は個別性があるので，看護師はそれぞれの患者・家族が感じているつらさを理解するとともに，「食べられなくなること」は，死への過程において自然な流れであると受け止めることができるようにかかわる必要がある[9]．当院呼吸器センターでは，化学療法を受ける患者の初回導入時の早期の段階（前悪液質）から予防的介入に取り組んでいる．▶COLUMN①参照

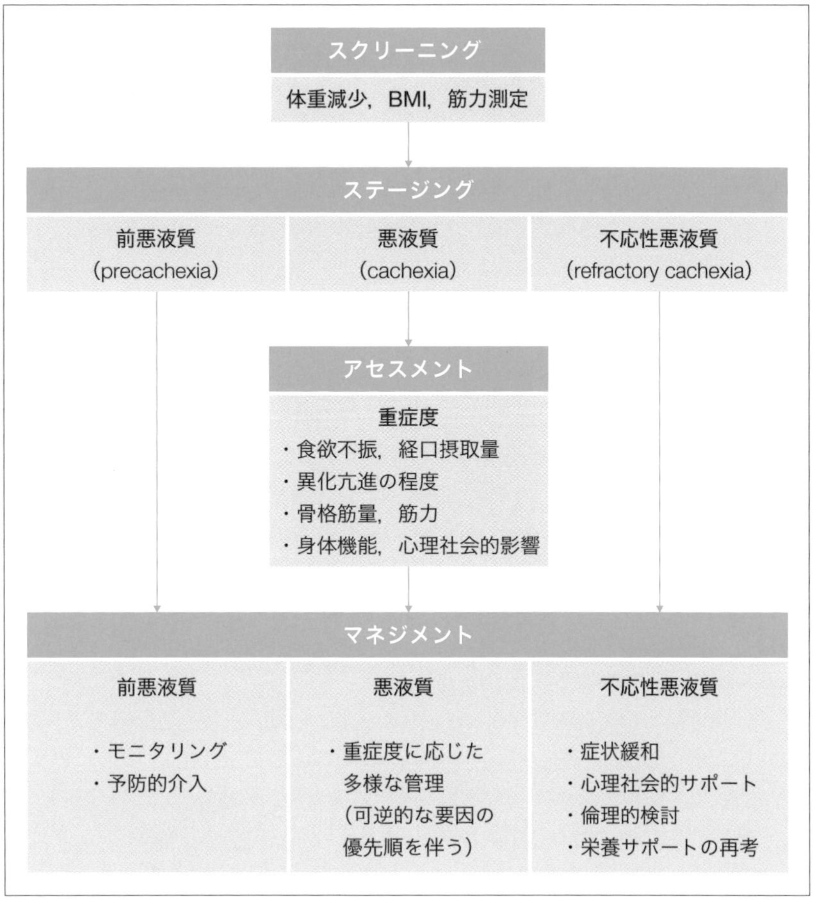

図2-5-2　がん悪液質治療のアルゴリズム
(Fearon K, et al：Definition and classification of cancer cachexia：an international consensus. Lancet Oncol, 12：492, 2011[8] をもとに筆者作図・和訳)

2 慢性心不全（心臓悪液質）

肥満は心血管病発症のリスク因子であり，心不全患者への栄養指導は摂取エネルギーを抑制することが指導の中心であった．しかし一方で，近年の疫学研究で心不全の予後不良因子として体重減少やBMI低値が認識され，心不全治療における栄養管理の重要性が指摘されてきた．2018年には日本心不全学会が「心不全患者における栄養評価・管理に関するステートメント」[10] を発表し，心不全患者の経過に基づく，栄養管理・運動療法の位置づけを示した〔CHAPTER 3-2)-①の図3-2-1参照〕．心不全患者は，末期になるにつれ心臓悪液質の状態に陥ることがある．心臓悪液質の改善のためには，心不全薬物治療の再検討と最適化を図りながら，それに加えて多職種協働のもと，栄養管理と運動療法を行っていくことが重要である．しかしながら，現在のところ心不全患者の栄養療法に関するエビデンスは乏しく，今後の研究成果が期待される[10]．

3 COPD

COPDは喫煙習慣を背景に中高年に発症する生活習慣病である一方，近年では全身の

化学療法を受ける患者の悪液質予防のための指導の実際

COLUMN 1

◦ 患者概要

Kさん，60歳代女性，主婦．肺がんへの初回化学療法（キイトルーダ®）導入．体力維持に対する関心が高く，在宅での指導内容の実施にも前向きだった．

◦ 入院時の指導

当院では，悪液質の予防と改善のために，週1回栄養サポートチーム（Nutrition Support Team；NST）カンファレンスで検討し，サポートが必要な患者には病棟担当の栄養士，薬剤師，理学療法士が個別に対応している．

化学療法を受けるKさんに対しても，悪液質予防を目的とした指導を行った（医師の指示のもとで実施）．初回化学療法の場合，治療に臨む前は患者の緊張もあるため，実際の指導は退院前に行う．指導は，栄養士と看護師が「フレイル・サルコペニア予防のための食事と運動」パンフレット（図2-5-3）を用い，下記の内容について行う．特に患者の嗜好や生活のリズムを聞き取り，患者が在宅で継続できる工夫を一緒に考えている．

- **栄養指導**：高蛋白食，ビタミンD，カルシウムの摂取と栄養バランスについて
- **運動指導**：下肢のストレッチと筋力アップについて

◦ 退院1か月後評価

指導前と指導後約1か月のKさんの体重，BMI，筋力，生化学データの推移を図2-5-4に示す．退院1か月後にはすべてのデータに改善がみられ，Kさんは療養生活で悪液質予防に取り組んだことで「気分が前向きになった」と話した．当院での実施数はまだ10数例であり，まだ十分に効果の検証はできていないが，体力維持に関心がある方が参加されるので，全例で療養生活における「心の持ち方」には良い影響があったと評価している．

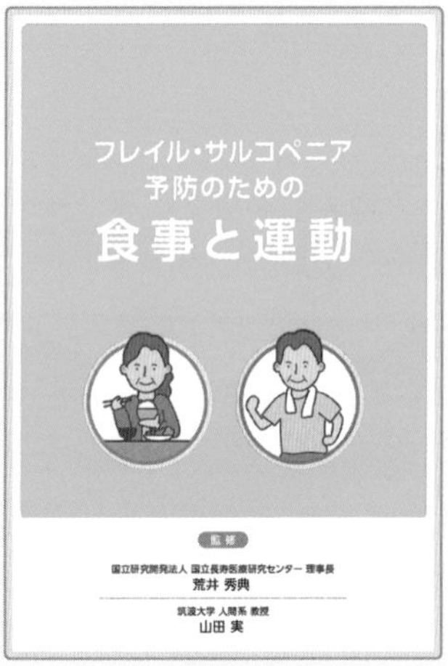

図2-5-3 「フレイル・サルコペニア予防のための食事と運動」パンフレット
（監修：荒井秀典，山田 実／発行：株式会社クリニコ・森永乳業株式会社）

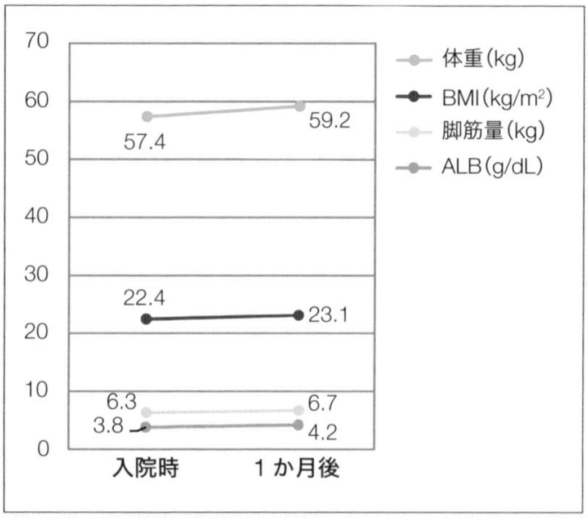

図2-5-4 Kさんの退院1か月後（指導内容の実施開始から約1か月後）の体重，BMI，筋力，生化学データの推移

炎症，骨格筋の機能障害，栄養障害，骨粗鬆症などの併存症を伴う全身性の疾患といわれている．COPDが安定している患者であっても，その15％にサルコペニアの影響が及び，健康状態が悪化するといわれている[11)]．したがって，COPD患者に対しては，悪液質を呈する前にサルコペニアの有無を評価し，患者個々に応じた包括的な呼吸リハビリテーションプログラム（身体活動性の向上を目的とした患者教育，効果的に筋量を改善する運動療法，積極的な栄養補助療法）を提供することが重要である〔CHAPTER 3-3)-③参照〕.

4 ALS

ALSは神経変性疾患であるため，疾患の過程で患者の半数が重度の体重減少を呈し，栄養状態はALSの重要な予後因子である．また，ALS患者の約半数が食欲不振を呈し，食欲不振は，嚥下障害とは無関係に体重減少とカロリー消費の減少に関連しているといわれている[12)]．適切な栄養サポートのためには，嚥下サポートチームと協働して集学的な改善に取り組む必要がある．疾患の進行による嚥下障害の程度を把握し，標準的対応と同様に，経口摂取の仕方を決定する．これらの対処が十分でない場合，または呼吸機能の障害のリスクがある場合は，経皮内視鏡的胃瘻造設術が適応となる．近年の研究[13)]では，ヒスタミンが骨格筋に有益に作用し，ALSの進行を抑えることで悪液質対応に有効といわれている．

5 認知症

サルコペニア（加齢による骨格筋量の低下）については前述したが，日本老年医学会は，2014年にフレイル（frailty；虚弱）という概念を提唱した[14)]．高齢者や認知機能が低下した患者が食事の時に食べこぼすオーラルフレイル（プレフレイル）から虚弱（フレイル）の状態となり，筋肉量の低下（サルコペニア）や，骨や関節，筋肉の障害により歩行や日常生活に支障をきたすロコモティブシンドローム（locomotive syndrome；2007年に日本整形外科学会が提唱した運動器症候群の和製英語．通称「ロコモ」）[15)]となり，さらには寝たきりの状態につながるといわれている．これらの症状は，悪液質の診断基準に該当し，プレフレイルの段階から認知症患者の低栄養状態を改善し，早期の治療的介入，および日常生活全般での支援が重要になってくる．認知症患者の食事支援には，本人の食習慣を把握し，できるかぎり取り入れることが有用である．

文献

1) Evans WJ, et al：Cachexia：A new definition. Clin Nutr, 27：793-799, 2008.
2) Radbruch L, et al/Department of Palliative Medicine/European Palliative Care Research Collaborative：Clinical practice guidelines on cancer cachexia in advanced cancer patients（進行がん患者におけるがん悪液質に関する診療ガイドライン）. 2010. http://www.cancercachexia.com/literature-watch/43_clinical-practice-guidelines-on-cancer-cachexia-in-advanced-cancer（2021/2/1閲覧）
3) 日本緩和医療学会：終末期がん患者の輸液療法に関するガイドライン．pp.46-51，金原出版，2013.
4) Cederholm T，Bosaeus T, Barazzoni R, et al：Diagnostic criteria for malnutrition-An ESPEN Consensus Statement. Clin Nutr, 34(3)：335-340, 2015.
5) Colldén G, Tschöp MH, Müller TD, et al：Therapeutic potential of targeting the ghrelin pathway. Int J Mol Sci, 18(4)：798, 2017.

6) Argilés JM, et al：Cancer cachexia：understanding the molecular basis. Nat Rev Cancer, 14：754-762, 2014.

7) Donohoe CL, et al：Cancer cachexia：mechanisms and clinical implications. Gastroenterol Res Pract, 2011：601434, 2011.

8) Fearon K, et al：Definition and classification of cancer cachexia：an international consensus. Lancet Oncol, 12：489-495, 2011.

9) 前掲3) pp.106-145.

10) 日本心不全学会：心不全患者における栄養評価・管理に関するステートメント．2018．http://www.asas.or.jp/jhfs/pdf/statement20181012.pdf（2021/2/1閲覧）

11) Jones SE, et al：Sarcopenia in COPD：prevalence, clinical correlates and response to pulmonary rehabilitation. Thorax, 70：213-218, 2015.

12) Mezoian T, et al：Loss of appetite in amyotrophic lateral sclerosis is associated with weight loss and decreased calorie consumption independent of dysphagia. Muscle Nerve, 61(2)：230-234, 2020.

13) Apolloni S, et al：Histaminergic transmission slows progression of amyotrophic lateral sclerosis. J Cachexia Sarcopenia Muscle, 10(4)：872-893, 2019.

14) 日本老年医学会：フレイルに関する日本老年医学会からのステートメント．2014．https://www.jpn-geriat-soc.or.jp/info/topics/pdf/20140513_01_01.pdf（2021/2/1閲覧）

15) 日本整形外科学会：運動器を長期間使い続けるための新しい概念「ロコモ」．https://www.joa.or.jp/public/locomo/index.html（2021/2/1閲覧）

16) 日本がんサポーティブケア学会：がん悪液質ハンドブック−「がん悪液質：機序と治療の進歩」を臨床に役立てるために．2019．jascc.jp/wp/wp-content/uploads/2019/03/cachexia_handbook-4.pdf（2021/2/1閲覧）

17) 千﨑美登子：がん患者の栄養・水分補給への援助．「がん看護の実践-1 エンドオブライフのがん緩和ケアと看取り」．嶺岸秀子，千﨑美登子編，pp.98-104，医歯薬出版，2008．

18) 千﨑美登子：悪液質．「看護学テキストNiCE　がん看護」．鈴木久美，他編，pp.214-217，南江堂，2021．

6 せん妄

症状の定義

せん妄とは，身体的異常や薬物の使用を原因として急性に発症する意識障害（意識変容）を本態とし，失見当識などの認知機能障害や幻覚妄想，気分変動などのさまざまな精神症状を呈する病態のことである[1,2]．

せん妄は，精神運動性の程度により，①過活動型，②低活動型，③活動水準混合型の3つに分類される[3]．臨床では，「術後せん妄」，「終末期せん妄」など，発症の時期を特定した医療用語が用いられている．また，せん妄を発症させる因子は，準備因子，促進因子（誘発因子），直接因子[4]に分けられ（表2-6-1），術後せん妄は，高齢者（準備因子）で，術後の集中管理（促進因子），手術侵襲（直接因子）によって発症する過活動型といえる．また，緩和ケアを必要とする患者は，重篤な疾患（準備因子）をもち，痛みなどの苦痛な身体症状（促進因子）に加え，低酸素，感染，脱水や高カルシウム血症などの電解質異常（直接因子）に起因する低活動型せん妄が多くみられる．

せん妄は本人にとって苦痛となるだけではなく，危険行動による医療事故（ドレーン抜去，転倒・転落など）や家族とのコミュニケーションに障害が及ぶため，医療者が普段と様子が違うという変化に気づき，早期に介入することが重要となる．

アセスメント

せん妄のリスク因子をもつ患者は，せん妄の発症を予防することが重要であるため，まず患者の年齢，認知症の有無，疾患の進行度，せん妄の既往などから，リスク因子をアセ

表2-6-1　せん妄発症のリスク因子

分類	具体例
準備因子 ……せん妄を発症しやすくする素因	高齢，認知症，重篤な身体疾患，せん妄の既往，アルコール多飲
促進因子（誘発因子） ……せん妄を直接引き起こすものではないが，せん妄を誘発しやすく，悪化や遷延化につながる要因	感覚障害（難聴や視力低下），睡眠覚醒リズム障害，身体症状（痛み・便秘・排尿障害・呼吸困難感など）
直接因子 ……せん妄の直接的な引き金となる要因	脳血管疾患や脳腫瘍，電解質の異常，代謝性障害，循環機能障害，感染症，薬物の使用

表2-6-2　せん妄のスクリーニングのためのおもな評価尺度

Confusion Assessment Method（CAM）	①急性発症で変化する経過，②注意力散漫，③支離滅裂な思考，④意識レベルの変化の4項目から構成され，①②の症状を必須とし，かつ③または④を満たせばせん妄と診断する簡便なツール．所要時間は5分程度で一般の医療者でも実施できるため，日常臨床で広く利用されている．
Memorial Delirium Assessment Scale（MDAS）	意識混濁，認知機能障害，精神症状などを評価する10項目から構成されている．症状が急性発症かどうか，症状に日内変動があるかといった，せん妄の診断やスクリーニングのために重要な評価が含まれていないため，おもに重症度評価に用いられる．
NEECHAM Confusion Scale（ニーチャム混乱・錯乱スケール）	看護師によるせん妄評価のために開発された方法．3つのサブスケール（認知情報処理，行動，生理学的コントロール）からなり，各項目の評価が日常の看護ケアのなかで観察可能な事柄に基づいて評価できるように作成されている．
Delirium Screening Tool（DST）	DSM-4のせん妄診断基準に則ったチェックリスト．所要時間は5分以内で，感度98％，特異度76％と感度が高く，スクリーニングに有用であるとされている．
Delirium Rating Scale-Revised-98（DRS-R-98）	DSM-3のせん妄診断後の重症度評価のために開発されたスケールであるDRSの項目のなかで，せん妄のもつ精神現象学的評価に重きをおいて改定したもの．診断に関する3項目と重症度に関する13項目を分けたことで，重症度項目だけを用いて反復評価に使用できるようになったこと，認知，行動，思考，言語の障害を独立した項目として評価できるようになったこと，活動性に関する項目も含まれるようになったことから，さまざまなせん妄の研究に使用されるようになった．
Communication Capacity Scale（CCS）/Agitation Distress Scale（ADS）	終末期がん患者のコミュニケーション能力の評価（低活動型せん妄の評価）ならびに不穏・興奮の評価（過活動型せん妄の評価）を目的としている．評価にあたって患者の協力が不要であること，反復評価が可能であること，過活動型せん妄の症状と低活動型せん妄の症状を独立して評価できることが特徴である．

スメントする．発症した場合は，その症状が認知症，抑うつ，薬剤の副作用〔アカシジア（静座不能症），パーキンソンニズム〕の症状と似ているため，それらと鑑別する必要がある[*1]．また，不可逆的な疾患によって起こっているのか，一時的な病態によって起こっているのか，環境的な要因によって起こっているのかをアセスメントし，重症度の評価を行う．アセスメントにおいては，表2-6-2のような評価尺度を用いて系統的なスクリーニングを行う．また，前述したように，せん妄は入院における療養生活や家族関係にも影響を及ぼすので，その影響度についてのアセスメントも重要となる．

＊1　症状の鑑別は，発症様式，意識状態，日内変動，知覚障害，身体的原因によってなされる．せん妄は急性に発症し，意識混濁がみられ，夜間に増悪する．知覚障害の頻度が高く，身体的原因が存在する可能性が高い．

標準的対応

せん妄発症リスクの高い患者には，予防的にかかわることが重要である．特に準備因子がある患者に対しては，促進因子（誘発因子）を可能なかぎり取り除くことが，せん妄予防に効果的である〔たとえば，認知機能障害がある患者へのリアリティ・オリエンテーション（時計やカレンダーを用いた時間や日付の現実見当識訓練）など〕．せん妄を発症した場合は，症状緩和の目標を設定し，直接因子，促進因子への介入，薬物療法，安全の確保，家族ケアを行う．

直接因子（身体疾患や原因となる薬物の使用）が認められた場合は，原因となっている疾患や病態の治療を行うとともに，原因となる薬剤の中止や減量，変更を行う．促進因子（誘発因子）への介入としては，術後患者のルート類の整理，ME機器に配慮した環境調整，重篤な疾患をもった患者への緩和ケアなどがある〔CHAPTER 3-5）-③参照〕．

薬物療法は，クエチアピン（セロクエル®；糖尿病患者への使用禁忌），リスペリドン（リスパダール®），ハロペリドール（セレネース®），ペロスピロン（ルーラン®）が用いられることが多い．内服ができない場合には，ハロペリドール（セレネース®）を単剤で用い，鎮静が十分に行えない場合はフルニトラゼパム（サイレース®）を併用する．フルニトラゼパム（サイレース®）は呼吸抑制をきたす可能性があるため，呼吸・循環状態の観察を頻回に行う必要がある．不眠に対してベンゾジアゼピン系薬を用いると，かえってせん妄を惹起させるおそれがあるため，可能なかぎり使用を避ける．リエゾンチームに相談のうえ，原因疾患に合わせて適切な薬剤選択と副作用のモニタリングを行うことが重要である．

ただし，終末期せん妄においては，原因疾患やせん妄の治療より，患者にとっての苦痛を最小限にする緩和ケアが優先される．残された時間を家族とともに穏やかに過ごせるような対応が重要であるため，せん妄の影響度アセスメントに準じた，入院生活の環境整備や家族ケアを行う．

原因疾患別の特徴・対応のポイント

1 進行がん

がん医療におけるせん妄の有症率は，急性期一般病院に入院した患者の16％[5]と報告されている．また，高齢の進行がん患者の40％[6]がせん妄を体験し，死亡直前にはさらに増加するといわれている．進行がん患者におけるせん妄は直接因子に特徴があり，骨転移による高カルシウム血症，脳転移などの身体的原因，緩和ケアを目的とする多剤併用使用（オピオイド，ステロイド）を原因とする．ガイドラインにおいても，「がん患者せん妄の原因として全身状態の不良，脱水，電解質異常，低アルブミン血症，感染症，低酸素脳症などの身体的異常や，オピオイドなどの薬剤がある」とされている[1]．

臨床においては，死を間近にした進行がん患者の自立心・尊厳を擁護することと，患者の安全を守るための身体拘束が倫理的課題となっており，身体拘束の最小化への取り組みが始まっている[7]．

せん妄への対応については，第3次対がん総合戦略研究事業・緩和ケア普及のための地域プロジェクト作成のパンフレット[8]が，医療者の介入例として参考になる．

2 慢性心不全

循環不全のある心不全患者では，せん妄が起こりやすいといわれている．心不全患者は高齢者が多く，認知機能障害とも関連しており，これらはせん妄の準備因子となる．さらには，降圧薬，β遮断薬，抗不整脈薬などの使用，進行した心不全で生じてくる貧血や低ナトリウム血症は直接因子であり，心不全の急性増悪による緊急入院や，集中治療室での管理はせん妄の促進因子であることから，心不全患者は，せん妄を発症する因子を多くもっているといえる．特に，心機能の低下により脳血流量が低下し，中枢神経系への酸素の供給が低下するため，低活動型のせん妄が発生しやすい．低活動型のせん妄は，歩行などの動き出しや動作に緩慢なところはないか，患者の普段の行動と比較して活動量が低下していないかなどが観察のポイントとなるが，心不全による身体症状の悪化により見逃されやすいため注意を要する．せん妄を誘発・悪化させる可能性のある原因の除去や環境調整を行い，場合によっては医師に相談し，せん妄を悪化させる可能性のある薬剤を整理することも必要となる．過活動型や混合型せん妄では，抗精神薬が用いられる場合もあるが，リスペリドンはQT延長やα受容体遮断作用により低血圧となるおそれがあり，腎機能障害では半減期が延長する．また，先に述べたとおりクエチアピンは糖尿病患者には禁忌であり，リスペリドン同様にα受容体遮断作用を有することから，末期心不全においては特に注意を要する．

3 COPD

COPDの患者で，せん妄・認知機能障害による緩和ケアを必要とする頻度は14～33％といわれている[9]．COPDは全身性疾患ととらえられ，せん妄の直接因子となる心・血管疾患，代謝性疾患を併存していることが多い．また，酸素吸入時にPaO_2が高すぎるとCO_2ナルコーシスを起こしやすく，せん妄のリスクを高めるため注意が必要である．つまり，CO_2ナルコーシスの主症状である意識障害や自発呼吸減弱，高度の呼吸性アシドーシスに加え，頻脈，発汗，頭痛，血圧上昇，振戦などの観察を行い，せん妄の徴候を見逃さないことが重要となる．

さらに増悪期では，酸素療法や換気補助療法を導入する場合がある．せん妄によりこれらの治療が継続困難となれば，酸素化と換気の維持・改善が阻害され，呼吸状態が悪化する悪循環に陥る可能性がある．そこで，せん妄の促進因子を除外するケアが重要である．すなわち，酸素マスク装着や呼吸困難で会話が難しくなった場合は，文字盤使用や筆談などでコミュニケーション手段を工夫し，ゆっくりと患者に接してニードの充足を行う．また，せん妄を発症した場合，呼吸状態悪化の高リスクとなるので，抗不安薬や睡眠薬の導入が躊躇される場合がある．医療チームで薬剤選択を含めた対応をすることが重要である．

4 ALS

ALSは60～70歳代の発症率がもっとも高く，かつ全体の約半数に何らかの認知機能障害が生じることが明らかになっており[10)]，これらはせん妄の準備因子となる．直接因子としては，低酸素血症や高二酸化炭素血症，さらに吸引や口腔ケアなどの苦痛を伴うケア，不動・関節拘縮による疼痛，低栄養状態などがあげられる．身体症状に加え，不動期間の長期化や，病状の進行に伴うストレスや苦悩，死の恐怖はせん妄の促進因子となる．それぞれの事例において，直接因子・促進因子を明らかにし，対応できる因子を最小限にすることで，せん妄を予防することが重要である．具体的には，呼吸状態に応じた離床プランの計画や家族とかかわる時間の確保，さらに医療者が穏やかにかかわり，患者の不安を緩和するケアが重要であろう．

ALS患者は，症状の進行に伴い動作が緩慢になり活動量が減少したり，表情が読めず無関心に見えたり，発語が困難になるため，医療者が患者の普段と違う状態を見逃さないように注意することが重要である．

5 認知症

認知症患者のせん妄発症率は，調査により異なるが22～89％と報告されている[11)]．また，認知症患者は，認知症のない人に比べてせん妄発症リスクが5.2倍に上がり[12)]，特に急性期にせん妄を起こしやすい．認知症患者は認知機能障害によりせん妄が起こりやすい素因があり，そこに直接因子となる薬剤や脱水や炎症，電解質異常などが加わって発症する．特に，アセチルコリンやドーパミン，セロトニンなどの神経伝達物質の機能不全によって引き起こされると考えられている[13)]．認知症患者は自分の身体の中で生じていることが訴えられないために直接因子への治療が遅れたり，医療機関における過剰な刺激，不動・身体拘束の実施などにより促進因子の影響を受けたりしやすいことが特徴である．

認知症とせん妄はともに認知機能障害を示す器質性精神障害であり，認知症にせん妄が加わった場合の判断は難しい．しかし，患者が認知症と診断されていると，せん妄を発症した場合も認知症のBPSDの悪化ととらえられ，抗精神薬の薬剤コントロールや身体拘束による対応などBPSDの治療が優先される．その結果，せん妄への介入が遅れ，薬剤使用による過鎮静状態を招いたり，安静に伴う機能低下を生じさせる．身体疾患の治療で入院している認知症患者のBPSDが悪化した場合には，せん妄発症を疑い，考えられる要因を検討していくことが重要である．

認知症とせん妄の鑑別ポイントとしては，認知症患者の意識レベルは清明であるが，せん妄の場合は意識障害を伴っているため，反応のスピードと質問に対する返答内容の正確さの側面から判断していく．すなわち，視線が合わず，ぼーっとしていて反応が遅く，質問の答えがちぐはぐでまとまりがない状態は，意識障害を伴っていると判断でき，せん妄が疑われる．変化を把握するためには，発症前の反応のスピードやコミュニケーション能力などについて把握していることが前提である．認知機能障害が著しく進行した場合や，以前は行えていた日常生活動作が遂行できなくなった，BPSDが急速に悪化したと感じる場合はせん妄発症を疑う．入院したばかりで判断が難しい場合は，入院前の生活をよく知る家族や介護者などから入院前後の変化を聞き，判断していくことが有効である〔CHAPTER 3-5)-③参照〕．

文献

1）日本サイコオンコロジー学会，日本がんサポーティブケア学会編集：がん患者におけるせん妄ガイドライン2019年版．https://jpos-society.org/pdf/gl/delirium/all_jpos-guideline-delirium.pdf（2021/2/1閲覧）

2）American Psychiatric Association：Diagnostic and Statistical Manual of Mental Disorders. 5th ed（DSM-5）. American Psychiatric Publishing, Washington, 2013.

3）Meagher DJ, Moran M, Raju B, et al：A new data-based motor subtype schema for delirium. J Neuropsychiatry Clin Neurosci, 20（2）：185-193, 2008.

4）Lipowski ZJ：Delirium：acute confusional state. p.109, Oxford University Press, New York, 1990.

5）Gaudreau JD, Gagnon P, Harel F, et al：Psychoactive medications and risk of delirium in hospitalized cancer patients. J Clin Oncol, 23（27）：6712-6718, 2005.

6）Uchida M, Okuyama T, Ito Y, et al：Prevalence, course and factors associated with delirium in elderly patients with advanced cancer：a longitudinal observational study. Jpn J Clin Oncol, 45（10）：934-940, 2015.

7）和田奈美子：一般病棟における身体拘束解除に向けた取り組み．老人看護学，24(1)：19-24，2019.

8）緩和ケア普及のための地域プロジェクト（厚生労働科学研究　がん対策のための戦略研究)：10．意識が混乱したとき（せん妄）．http://gankanwa.umin.jp/pdf/pamph10.pdf（2021/2/1閲覧）

9）西村勝治：緩和ケアにおける精神医療：オーバービュー．総合病院精神医学，32(2)：118-126，2020.

10）日本神経学会監修：筋萎縮性側索硬化症診療ガイドライン2013．南江堂，2013.

11）Fick DM, Agostini JV, Inouye SK：Delirium superimposed on dementia：a systematic review. J Am Geriatr Soc, 50（10）：1723-1732, 2002.

12）Elie M, Cole MG, Primeau FJ, et al：Delirium risk factors in elderly hospitalized patients. J Gen Intern Med, 13（3）：204-212, 1998.

13）長谷川真澄：せん妄とは何か．「高齢者のせん妄ケアQ＆A　急性期から施設・在宅ケアまで」．亀井智子編著，pp.6-7，中央法規，2013.

7 抑うつ・不安・希死念慮

症状の定義

抑うつ・不安は，完治を望めない病で多くみられる心理的症状であり，病気や出来事への正常な反応から，著しい精神的苦痛と機能障害に関連した専門的介入を要する臨床的症候群まで広範である[1~3]．

抑うつ症状は，おもに落ち込んだ，悲しい気分に関連した興味や楽しみの喪失などを指し，喪失体験や絶望感・無力感・無価値感などによって特徴づけられる[1,2,4,5]．

うつ病は，気分の落ち込みと興味や楽しみの喪失を主症状とし，そのほか食欲・睡眠の障害，集中力や気力・エネルギーの減退，自殺念慮，社会的機能などへの著しい苦痛と障害なども伴い，それらの症状の数や持続期間により無病，未病あるいは軽症うつ，適応障害，大うつ病などの診断に至る[2,4,5]．

不安症状は，漠然とした心配，恐れ，緊張，落ち着かないなどの主観的感覚であり，動悸などの自律神経亢進症状を伴い，通常，特定の原因なく生じる[1,4,5]．不安が強くなるほどに注意力が低下し，焦燥感，不穏，神経過敏などの症状，活動回避や意思決定の延期，繰り返し安心を求めるなどの行動，パニックや社会的機能などに著しい苦痛と障害を伴い，それらの症状の数や持続期間により不安障害の診断に至る[1,3,4]．

慢性疾患における高い抑うつ，不安症状は，生活の質や治療アドヒアランスの低下，頻繁な受診や健康状態の悪化につながることが報告されている[1~3,5]．また，本人のみならず，家族などの介護者においても出現頻度が高い．

希死念慮とは，自分の死を強くイメージすることや死を願望することであり，自殺を明確に意識する場合には自殺念慮となり，より自殺のリスクが高くなる[6]．

アセスメント

完治を望めない病に直面している人々における抑うつや不安は，疾患や治療，それらに伴う身体的・社会的機能障害や身体症状，経済的問題などさまざまな要因が複雑に関連し合って生じることが多いので，精神的苦痛の程度のみならず，苦しみのもととなっている問題についてもアセスメントする必要がある．また，抑うつ気分や不安に関する訴えがなくても，睡眠障害や食欲低下，易怒性，意思決定できないなどの訴え・状態としてあらわれることがある[1]．

慢性疾患に伴ううつ病や不安障害は，頻度が高いが適切に診断，治療されていないことが

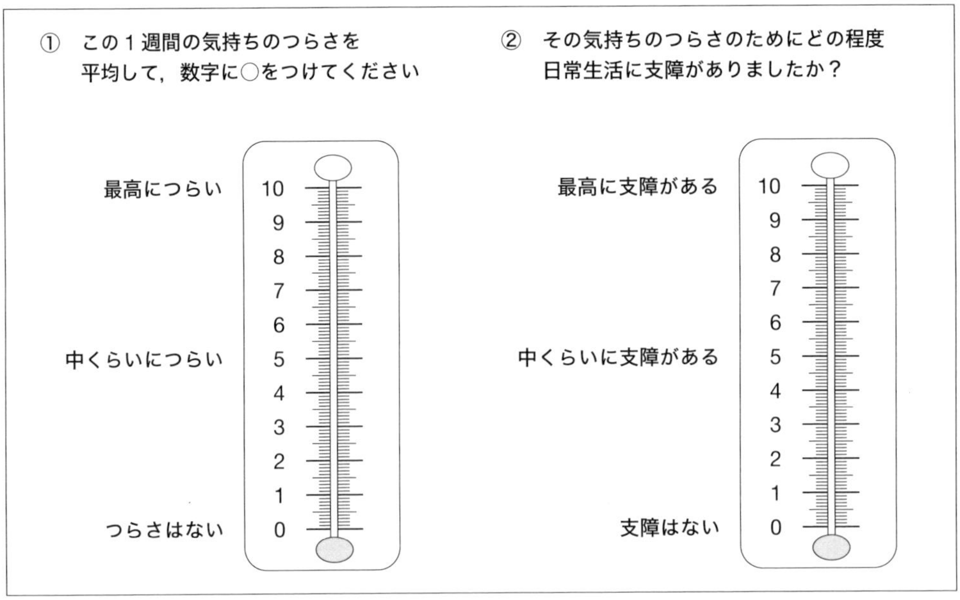

図2-7-1　抑うつ・不安のスクリーニング「つらさと支障の寒暖計」
〔国立がん研究センター先端医療開発センター精神腫瘍学開発分野：医療従事者向け資料　心理尺度など. 6. 抑うつ・不安のスクリーニング（ワンクエスチョン・インタビュー/つらさと支障の寒暖計）. https://www.ncc.go.jp/jp/epoc/division/psycho_oncology/kashiwa/020/030/DIT_manual.pdfより引用，2021/2/1閲覧〕

報告されており，外来受診時の定期的な医療者からのスクリーニングが推奨されている[1~6)]．特に診断時，がんの再発や病気の進行・増悪時，終末期は出現頻度が高い[1,6)]．

スクリーニングには，抑うつについてはPatient Health Questionnaire-9（PHQ-9）やK6，不安についてはGeneralized Anxiety Disorder-7（GAD-7），抑うつと不安両方についてはHospital Anxiety and Depression Scale（HADS），つらさと支障の寒暖計（Distress and Impact Thermometer；DIT，図2-7-1）やエドモントン症状評価システム改訂版（Edmonton Symptom Assessment System Revised Japanese version；ESAS-r-J）（表2-7-1）などの尺度が使用可能である[1,6,7)]．これらの尺度でカットオフ値以上の場合（DIT，ESAS-r-Jでは4点以上の場合）には，さらに詳細なアセスメントを行う[7)]．詳細なアセスメントは，現在の疾患・治療の状態，機能障害や身体症状，それらに関する患者の認識，生きる意味や目的の喪失などに加え，これまでの精神科受診歴や家族歴，アルコールや薬物依存の有無，他の慢性疾患の併存，社会的サポート，経済的状態などを含む．抑うつ気分や不安が著しい苦痛である場合，社会的機能（家事や仕事，対人関係など）に障害が出ている場合は，精神専門家介入の必要性検討の目安となる．

希死念慮，自殺念慮については，「死にたいと思うほど，つらい症状や気がかりがあると思うのですが，よろしければそのことについて，もう少しお話いただけませんか？」などと確認する[6)]．「死ぬしかない」といった頑なな悲観思考，具体的な自殺の計画，強い不安焦燥感や絶望感，自分の存在が周囲の負担や迷惑になるという認識，社会的孤立感，

表2-7-1　エドモントン症状評価システム改訂版（日本語版）
(Edmonton Symptom Assessment System Revised Japanese version；ESAS-r-J)

あなたは今どのように感じていますか．もっともよくあてはまる数字に○を付けてください．											
痛み	0 (なし)	1	2	3	4	5	6	7	8	9	10 (もっともひどい)
だるさ（元気が出ないこと）	0 (なし)	1	2	3	4	5	6	7	8	9	10 (もっともひどい)
眠気（うとうとする感じ）	0 (なし)	1	2	3	4	5	6	7	8	9	10 (もっともひどい)
吐き気	0 (なし)	1	2	3	4	5	6	7	8	9	10 (もっともひどい)
食欲不振	0 (なし)	1	2	3	4	5	6	7	8	9	10 (もっともひどい)
息苦しさ	0 (なし)	1	2	3	4	5	6	7	8	9	10 (もっともひどい)
気分の落ち込み （悲しい気持ち）	0 (なし)	1	2	3	4	5	6	7	8	9	10 (もっともひどい)
不安 （心配で落ち着かない）	0 (なし)	1	2	3	4	5	6	7	8	9	10 (もっともひどい)
[　　　　　　　　] **他の症状**（例：便秘など）	0 (なし)	1	2	3	4	5	6	7	8	9	10 (もっともひどい)
全体的な調子 （全体的にどう感じるか）	0 (なし)	1	2	3	4	5	6	7	8	9	10 (もっともひどい)

（国立がん研究センター先端医療開発センター精神腫瘍学開発分野：医療従事者向け資料　心理尺度など．10．エドモントン症状評価システム 進行がん患者さんのための症状強度の自己報告ツール．https://www.ncc.go.jp/jp/epoc/division/psycho_oncology/kashiwa/ESAS-r-J_20150929.pdfより引用，2021/2/1閲覧）

身についた自殺潜在能力（死への恐怖の低減や身体的疼痛への耐性上昇など）は，高い自殺リスクを示す[8)]．

標準的対応

慢性疾患に伴う抑うつと不安は，深刻な病気に罹患したストレスに対する正常な心理反応でもあり，基本的には，共感的傾聴や安心できる環境の提供，アセスメントで明らかになった問題の対応（疾患や治療，症状緩和や生活支援に関する疑問や懸念，誤解を取り除き，適切な情報を提供するなど），社会的サポートの強化などを行う[1)]〔CHAPTER 3-1)-③，3-3)-③参照〕．また，疾患や治療に伴う身体症状，機能障害，社会経済的問題などが強く関連するため，それらに応じて緩和ケアチーム，リハビリテーション専門スタッフ，MSWなど，可能なかぎり多職種で連携してサポートできるよう調整する．可能であれば，呼吸（心臓）リハビリテーションの継続やサポートグループへの参加も，抑うつや不安の緩和に効果的である[1)]．不安が強く，パニックのような状態がみられる時は，落ち着いた環境でそばに寄り添って身体に触れ，呼吸や握っている手など何かに集中するよう支援する[1)]．

症状が著しく苦痛で，社会的機能などに障害をきたしている場合，特に自殺念慮がある場合には，安全の確保および適切な治療のために，精神専門家に速やかに紹介する必要があるが，推奨される基本的態度と「TALKの原則」を以下に紹介する[6,9].

＜支援やケアを行う人に必要な態度＞[9]

- **受容と共感**：患者を一度しっかり受容する．そして，「批判的にならない・叱責しない・教条的な説諭をしない」を心がける．
- **傾聴**：患者の語る話に無批判に耳を傾け，その内容を真剣にとらえる．
- **労い**：患者の苦労を労い，相談に訪れたことや自殺について打ち明けたことを賞賛する．
- **支援の表明**：力になりたいという医療者側の気持ちを伝える．曖昧な態度をとらない．
- **明確な説明と提案**：患者の個別性に配慮し，提案は具体的に．安易な励ましや安請け合いをしない．

＜TALKの原則＞[9]

- **T（Tell）**：誠実な態度で話しかける．
- **A（Ask）**：自殺についてはっきりと尋ねる．
- **L（Listen）**：相手の訴えを傾聴する．
- **K（Keep safe）**：安全を確保する．

支持療法で症状が改善しなかった場合，薬物療法が検討される．薬物療法としては，うつ病に対しては選択的セロトニン再取り込み阻害薬SSRI（エスシタロプラムやセルトラリンなど），セロトニン・ノルアドレナリン再取り込み阻害薬SNRI（デュロキセチン，ベンラファキシンなど）が慢性疾患において使用されることが多い（ただし，SNRIは心不全患者においては推奨されていない）[1,2,10~15]．不安障害に対しては抗不安薬（アルプラゾラム，ロラゼパムなど），SSRIが使用されうる（ただし，COPD，心不全，認知症における推奨レベルは不明）[1,3,10~15]．

原因疾患別の特徴・対応のポイント

1 進行がん

がん患者における大うつ病有症率は約16％，軽度うつ病や気分変調症を含めると約22％と報告されている[2]．不安については，臨床的に著しい不安症状の報告は34％，不安障害の診断は約10％と報告されている[3]．がんにおける自殺リスクは，診断後6か月以内，高齢者で高く，進行がん・終末期がん患者の10～20％で希死・自殺念慮が報告されている[6]．疼痛や呼吸困難など他の症状との関連が強いため，それらの症状マネジメントが重要である．

2 慢性心不全

慢性心不全患者において，質問紙で抑うつ症状の増強を報告した患者は約33％，診断的インタビューに基づきうつ病性障害の診断的基準（大うつ病のみならず，気分変調症，軽症うつ病も含む）に一致した患者は19％であった[10]．抑うつは，心不全患者の予後を不良にする要因であるとともにQOLの低下と関連することから[16]，抑うつ症状を見逃さないことが重要である．また，質問紙などで臨床的に有意なレベルの不安を報告した患者は約30％，不安障害の診断基準を満たす（パニック障害や不特定の不安障害を含む）患者は13％であった[10]．呼吸困難や窒息死，デバイスの不具合への不安が関連することが多いため，それらについて率直に共感的に話し合い，緊急事態に対応する明確な計画をともにつくることは，患者と家族の不安の緩和につながる[17]．

3 COPD

COPD患者における抑うつ症状有症率は約25％，臨床的不安の推定有症率は約40％であり，特にパニック発作を一般集団の10倍経験する傾向が報告されている[12]．原因として，COPDの進行に伴う身体機能の障害や呼吸困難による日常生活の制限，さらに社会的な孤立感や疎外感などがあげられる[18]．呼吸リハビリテーションはCOPDにおける不安・抑うつの改善にも効果的であるとされている[11,12,17]．

4 ALS

ALS Depression Inventory-12（ADI-12）を用いたALSの軽度，重度うつ症状の有症率は，それぞれ29％，6％であり，診断基準に基づく軽度うつ，大うつ病はそれぞれ7％，5％と報告された[14]．不安の有症率は0～30％であり，ときに診断時に高いストレスと不安が報告された[14]．窒息など耐えがたい苦しみのなかでの死への恐怖，自律性の喪失などが関連するため，最大限自律性を維持し，症状をコントロールする方法について，リハビリテーション専門スタッフを含む多職種チームで情報提供を行い，患者・家族をサポートすることが重要である[13,14,17]〔CHAPTER 3-4)-③参照〕．

5 認知症

認知症における抑うつの有症率は約25%，不安を伴うと75%に至ると推定されている[15]．不安とうつはBPSDでもある．BPSDは認知機能障害をベースに，身体的・心理的・環境的な要因により二次的に発症する[19]．認知症患者の不安やうつは，疼痛などの身体的苦痛，環境変化や不適切なケアによる心理的苦痛をできるだけ低減し，発症を予防することが求められる．認知症におけるうつ病診断は困難であり，不穏や食事の拒否などの行動的症状としてあらわれる場合もある[17]．見当識への刺激，思い出話，適度な運動などが推奨されている[15,17]．

文献

1) Ferrell B, Coyle N, eds：Oxford textbook of palliative nursing. 3rd ed, Oxford University Press, Oxford, 2010.
2) Li M, Fitzgerald P, Rodin G：Evidence-based treatment of depression in patients with cancer. J Clin Oncol, 30(11)：1187-1196, 2012.
3) Traeger L, Greer JA, Fernandez-Robles C, et al：Evidence-based treatment of anxiety in patients with cancer. J Clin Oncol, 30(11)：1197-1205, 2012.
4) American Psychiatric Association：Diagnostic and Statistical Manual of Mental Disorders. 5th ed（DSM-5）. American Psychiatric Publishing, Washington, 2013.
5) Riley WT, Rothrock N, Bruce B, et al：Patient-Reported Outcomes Measurement Information System（PROMIS）domain names and definitions revisions：further evaluation of content validity in IRT-derived item banks. Qual

Life Res, 19(9)：1311-1321, 2010.

6) 国立がん研究センター 編：がん医療における自殺対策の手引き（2019年度版）．https://www.ncc.go.jp/jp/ncch/division/icsppc/020/ganiryou.pdf（2021/2/1閲覧）

7) Howell D, Keshavarz H, Esplen MJ, et al：Pan-Canadian practice guideline：screening, assessment and management of psychosocial distress, depression and anxiety in adults with cancer version2. 2015. Canadian Association of Psychosocial Oncology. https://www.capo.ca/resources/Documents/Guidelines/3APAN-~1.PDF(2021/2/1閲覧)

8) 上村恵一：がん患者における自殺．心身医学，56(8)：789-795，2016.

9) 日本精神科救急学会監修：精神科救急医療ガイドライン2015年版．pp.143-144，へるす出版，2016.

10) Celano C, Villegas A, Albanese A, et al：Depression and anxiety in heart failure：a review. Harv Rev Psychiatry, 26(4)：175-184, 2018.

11) Yohannes AM, Alexopoulos GS：Depression and anxiety in patients with COPD. Eur Respir Rev, 23(133)：345-349, 2014.

12) Panagioti M, Scott C, Blackmore A, et al: Overview of the prevalence, impact, and management of depression and anxiety in chronic obstructive pulmonary disease. J Chron Obstruct Pulmon Dis, 9：1289-306, 2014.

13) 日本神経学会監修：筋萎縮性側索硬化症診療ガイドライン2013．南江堂，2013.

14) Jackson CE, McVey AL, Rudnicki S, et al：Symptom Management and End-of-Life Care in Amyotrophic Lateral Sclerosis. Neurol Clin, 33(4)：889-908, 2015.

15) Goodarzi Z, Mele B, Guo S, et al：Guidelines for dementia or Parkinson's disease with depression or anxiety：a systematic review. BMC Neurol, 16(1)：244, 2016.

16) Sherwood A, Blumenthal JA, Trivedi R, et al：Relationship of depression to death or hospitalization in patients with heart failure. Arch Intern Med, 167(4)：367-373, 2007.

17) Cherny NI, et al eds：Oxford textbook of palliative medicine 5th ed. Oxford University Press, Oxford, 2015.

18) 日本呼吸器学会：COPD（慢性閉塞性肺疾患）診断と治療のためのガイドライン2018．第5版，メディカルレビュー社，2018.

19) 日本神経学会「認知症疾患診療ガイドライン」作成委員会編：認知症疾患診療ガイドライン2017．p.23，医学書院，2017.

CHAPTER 3

療養過程と事例から学ぶ緩和ケアの実際

1 進行がん

1 療養過程と緩和ケアの特徴

進行がんとは

がん（悪性腫瘍）は，発生する臓器や組織によって，①上皮細胞がん（消化器，呼吸器，泌尿器，生殖器などの上皮から発生するがん），②肉腫（骨肉腫，軟骨肉腫など），③造血器がん（白血病，悪性リンパ腫，骨髄腫など）に分類される[1)]．上皮細胞がんでは筋層まで達したものが「進行がん」と定義される．また，一般的に早期がんには「治療によって完治できるがん」という概念が含まれるので，逆に進行がんには「治療しても完治を望めない」という意味合いが含まれる．

進行がんの治療は，診断期の初期治療と再発期の治療があるが，各種癌取り扱い規約にあるTNM臨床分類に沿ってがんの進展度を見極め，各種治療ガイドラインのアルゴリズムに沿って治療（標準治療）が決定される．がんの3大治療として手術療法，薬物療法，放射線治療およびこれらの集学的治療がある．近年の分子標的治療薬の開発に伴い，薬物療法に従来の化学療法（細胞障害性抗がん薬），ホルモン療法，免疫療法が含まれるようになった．また，実施できる医療機関は限られているものの，ゲノム医療[2)]も標準治療ができなくなった進行がん患者を対象として行われている．

療養過程と各時期における特徴的な緩和ケア

進行がん患者の療養過程を，「診断から初期治療の時期」「延長された生存期」「終末期」に分け，特徴的な緩和ケアを述べる．

1 診断から初期治療の時期

進行がん患者の場合，体重減少，疼痛などの自覚症状を呈して受診するので，治療前から症状緩和が必要である．特に悪液質を呈して積極的治療を受けられない場合は，栄養改善を行う〔CHAPTER 2-5）参照〕．また，がん転移による症状（胆管浸潤の場合は黄疸による倦怠感など）がある場合も，まずは症状緩和（胆管ステント挿入）を行って全身状態を整える．

がん告知を受けた患者は，一次的な否認あるいは絶望などの初期反応，苦悩・不安の時期を経て2週間以降から3か月程度で適応に向かうといわれている[3)]．早期から緩和ケアを始めたほうが，抑うつ症状を有する患者が少なく（16％対38％），生存期間が長かった（11.6か月対8.9か月，中央値）ことから，診断期からの緩和ケアの重要性が提唱されている[4)]．

進行がんであっても初期治療の選択肢がいくつかある場合は，医師がそのメリット・デメリットを説明して患者の意思決定を支援する．そして，近年では，選択した治療の進め方とともに自らが望む人生の最終段階における医療・ケアについて考える機会が提供される〔アドバンス・ケア・プランニング（Advance Care Planning；ACP）〕[5)]．医療者が示した「生命学的命」に，患者は「物語られるいのち」を示して，意思決定をするといわれている[6)]．患者ががん体験を語り，その体験を意味づけて肯定的にとらえることができるように，看護師が聴き手となることが重要である．

特に，がんの治療によって機能障害や有害事象が生じる場合，患者・家族は自身のライフスタイルに大きく影響する体験をしている．がんの集学的治療として手術を選択できた場合，術後の疼痛緩和も緩和ケアに含まれ，薬物療法，放射線治療の有害事象に対する苦痛症状の緩和も重要である．近年では，機能を温存する手術を選択して術後の生活の質を重要視しているが，上皮細胞がんである上部消化器がんで消化管を切除した場合は，再建による障害（食道：嚥下障害，胃：ダンピング症候群）に対応し，栄養管理が必要になる．骨盤内臓器がん（膀胱，直腸，子宮など）では，術式によっては排泄機能に障害を残す．ホルモン療法では，薬の有害事象から食欲亢進による体重の増加が生じ，浮腫や血圧上昇などの新たな健康問題を体験する．四肢長管骨に発生する肉腫であれば，患肢温存率は高まったものの，切断という体験を強いられる場合もある．造血器がんである白血病は強力な化学療法である寛解導入療法後に，地固め療法，維持療法，あるいは造血幹細胞移植を受けるので，療養が長期化するとともに，化学療法による認知機能障害などの有害事象や移植に特異的な合併症を体験している．つまり，がんの特徴，選択した治療によって患者の体験は異なり，主観的な個々の体験となっていることを看護師は理解して患者・家族の生活の質（Quality of Life；QOL）を高める緩和ケアを提供する必要がある．

2 延長された生存期

初期治療が完了した後で，患者は寛解期，維持療法期，あるいはすでに終末期に入っている場合もありうる[7)]．寛解期とは，治療によって症状が緩和された時期であり，完治とは異なり，再発の可能性を前提としている．診断期は早期がんであっても，がんの再発・転移によって，進行がんに移行する．一方，進行がんの維持療法期であっても，近年の抗がん剤の進歩に伴って，月単位といわれていた生存期間が年単位へと延長してきている．たとえば，余命数か月といわれていた手術ができない進行膵がん患者は，この10数年で余命が13.1か月（中央値）へ延長し[8)]，化学療法後に手術適応となる例もみられる．

がん体験者にとって，再発・転移は一番の不安であるものの，再発の宣告を受けても，今を生きるという希望を見出すことができる[9)]．近年のがん医療の進歩は，進行がん患者・家族の「延命への期待」に光を射し，新しい治療へ期待をかける患者・家族も多い．治療継続における経済的な問題への悩み，治験などの新しい情報を求める患者・家族の希望に寄り添うことも緩和ケアにつながり，看護師には適切な情報提供が求められる．

また，第3期がん対策推進基本計画（2018年）[2] では，「尊厳を持って安心して暮らせる社会の構築」を目標とし，就労支援や地域における緩和ケアを推進している．がん相談支援センターなどで「がんとの共生」を掲げた施策が実施されており，緩和ケアにおける継続看護，地域連携も重要となってくる．

3 終末期

がん医療の提供が，臨床から地域へとシフトしてきている過程で，在宅での看取りを支援する団体や企業などもある．しかし臨床の現場では，「在宅介護の限界」，「病状悪化への対応困難」などにより看取りの時に緊急入院となる場合も多い．患者・家族にとっては緊急事態であり，看護師は患者の死を現実のものとして受け止めなくてはならない局面を迎え，緊張している家族へのケアが求められる．

一般病棟で療養している終末期がん患者の場合は[10]，気持ちのよい看護ケアを受けたり，楽しかった思い出を語ったり，日常のなかに楽しみを見出したりしながら，不安を感じつつもがんと向き合っている．完治しない病を患っていても，周囲の人に支えられているという感謝と，なるべく心配や迷惑をかけず自分らしい療養生活を望む思いがあった[10]．しかし，終末期に46.9％がせん妄を発症するという研究もあり，その7割が低活動型で，そのほかが過活動型，および混合型であった[11]．せん妄は患者の人格が変わったような印象を与えるため，発症を予防するための対応が重要である〔せん妄についてはCHAPTER 2-6）参照〕．

おわりに

進行がん患者の生存期間が，近年の抗がん剤の進歩によって年単位へと延長してきていることは，先に述べたとおりである．次項では，壮年期の進行がん患者への緩和ケアをテーマとして，治療が奏功して夫婦で闘病生活に臨んだ事例，初期治療が完遂できなかった事例を紹介する．

進行がんを患って治療に臨む患者とその家族にとって，残された時間を彼ららしく過ごせるような緩和ケアを提供する必要がある．そのような緩和ケアは，患者の療養過程を支えてきた家族のグリーフケア（悲嘆ケア）にもつながる．

文献

1）Itano JK, Taoka KN eds：Core curriculum for oncology nursing. 4th ed, Elsevier, New York, 2007./小島操子，佐藤禮子監訳：がんと発がんの生物学．「がん看護コアカリキュラム」．p.366，医学書院，2008．
2）がんの統計編集委員会：わが国におけるがん対策の歩み．「がんの統計'18」．pp.4-11，がん研究振興財団．2019．
3）Holland JC, Sacks A：Principles of psycho-oncology.「Cancer Medicine」. 7th ed, Holland JC, Frei E eds, p.902, BC Decker Inc, Hamilton&London, 2006.
4）Temel JS, Greer JA, Muzikansky A, et al：Early palliative care for patients with metastatic non-small-cell lung cancer. N Engl J Med, 363：733-742, 2010.

5) 厚生労働省：人生の最終段階における医療・ケアの決定プロセスに関するガイドライン．平成30年3月改訂．https://www.mhlw.go.jp/file/06-Seisakujouhou-10800000-Iseikyoku/0000197721.pdf（2021/2/1閲覧）
6) 石垣靖子，清水哲郎編著：臨床倫理ベーシックレッスン－身近な事例から倫理的問題を学ぶ－．pp.17-32，日本看護協会出版会，2016．
7) 前掲1)，p.65．
8) Ueno H, Ikeda M, Ueno M, et al：Phase Ⅰ/Ⅱ study of nab-paclitaxel plus gemcitabine for chemotherapy-naive Japanese patients with metastatic pancreatic cancer. Cancer Chemother Pharmacol, 77(3)：595-603, 2016.
9) 田中いずみ：再発・転移後のがん患者が見いだす希望とその希望を見いだすための要因．北海道医療大学看護福祉学部学会誌，8(1)：39-47，2012．
10) 千田　操，角田真由美，柿川房子：一般病棟における終末期がん患者の生きがい．日本看護研究学会雑誌，36(1)：113-121，2013．
11) Fang CK, Chen HW, Liu SI, et al：Prevalence, detection and treatment of delirium in terminal cancer inpatients：a prospective survey. Jpn J Clin Oncol, 38(1)：56-63, 2008.
12) 千﨑美登子，望月美穂：がん患者がたどる療養過程の特徴．「がん患者の看取りのケア 改訂版」．濱口恵子，小迫冨美恵，千﨑美登子，他編，pp.54-57，日本看護協会出版会，2015．
13) 日本癌治療学会：がん診療ガイドライン．http://www.jsco-cpg.jp（2021/2/1閲覧）
14) 国立がん研究センターがん対策情報センター：がん情報サービス．http://ganjoho.jp/public/index.html（2021/2/1閲覧）

2 事例――診断初期から緩和ケアを希望されたAさん

患者概要と療養過程

1 患者概要

Aさん，40歳代女性．肺腺がんステージⅣ．夫と幼い子どもの3人暮らしの専業主婦で，元来健康だった．

2 療養過程

(1) 診断から初期治療の時期（X-5年2月～10月）

Aさんは腰痛の増強を主訴に医療機関を受診し，左肺腺がん（ステージⅣ）の診断を受けた．頸椎・腰椎への骨転移に対して放射線治療，骨病変治療薬デノスマブ（ランマーク®）投与が行われ，コルセットを着用して日常生活を送っていた．放射線治療によって腰痛が軽減し，1次治療薬として分子標的治療薬ゲフィチニブ（イレッサ®）が投与された．

(2) 延長された生存期（X-5年11月～X-1年7月）

2次治療薬として細胞障害性抗がん剤カルボプラチン＋ペメトレキセド（アリムタ®）2コース，3次治療薬として免疫チェックポイント阻害薬のニボルマブ（オプジーボ®）6コースが施行された．

脳転移を認め，サイバーナイフで加療，その後，原発巣と骨転移へ放射線照射（68.75 Gy）を行った．X-2年12月に転院し，転院当初は重いものを持たないように配慮することで家事などの日常生活を送れる状態であった．その後免疫チェックポイント阻害薬アテゾリズマブ（テセントリク®）による4次治療後に骨転移による腰部痛が増悪し，Aさん夫妻の「腰部骨折する前にできるかぎりの予防策をとりたい」との考えから，夫が調べた経皮的椎体形成術（骨セメント注入治療）を希望するが，整形外科から骨セメント注入は適応外と判断され，疼痛コントロール目的で緩和ケア外来へ依頼となった．

右肺に転移巣を認めて臨床治験にも参加し，6コース施行した．

(3) 終末期（X-1年7月～X年1月）

治験が奏功せず，腰痛が増強して緩和ケア目的で入院となった．医療用麻薬の変更や増量を行ったが緩和されず副作用が増強し，難治性疼痛のため脊髄くも膜下鎮痛を導入した．

▶「症状アセスメントと苦痛の緩和―疼痛への対応」参照

その後，Aさんは「痛みが落ち着いたら家に帰りたい．子どもと過ごしたい」と切望し，在宅療養に移行した（要介護3：2週間に1回訪問リハビリテーション）．Aさんは診断当初からがんの先進治療を優先し，夫婦で協力して闘病していたため，「残された時間の過ごし方」について家族間で話し合うことがなかった．Aさんの意思を尊重したいと願っていた夫は，終末期になってくるとAさんの望みを確認することができないことにジレンマを抱いていたが，最終的には「見守ること」を選択した．家族とともに数か月を在宅で過ごしたが，立位，座位の保持が困難となり再入院し，多発性肺転移により徐々に呼吸状態が悪化，1か月後に永眠された．

看護師らは，幼い子どもを残して先立つAさんとその家族に，「何かしてあげたい」という思いと，「何もできない」という思いの狭間でジレンマを感じており，看取りの後も後悔の念を抱いていた．▶「優先して取り組んだ緩和ケア―夫・看護師のジレンマへの対応」参照

症状アセスメントと苦痛の緩和―疼痛への対応

1 Aさんの療養生活における痛みの体験

Aさんは腰痛の増悪（骨転移）をきっかけに受診し，診断期当初から放射線治療，コルセット装着，骨病変治療薬デノスマブ（ランマーク®）投与，医療用麻薬によって疼痛コントロールしていた．さらに，頸椎病的骨折で頸椎前方後方固定術を受けていた．

X-2年12月に転院した病院では，右腸骨上縁に限局した腸骨転移による痛みのため，医療用麻薬の調整を行った〔コデインリン酸塩錠増量，頓用オキシコドン（オキノーム®散）開始〕．その後の約半年は家事などを行うことができていたが，X-1年4月には寝る姿勢で右腰から右足にかけてズーンとする持続的な痛みが出現し，医療用麻薬を変更〔頓用オキノーム®使用回数が増加，フェンタニル（フェントステープ®）開始〕，同年7月に疼痛緩和目的で仙骨・腸骨に放射線照射を行った．同月に新たに小脳転移によるふらつきとめまいが出現し，放射線照射の評価もままならないまま緊急入院となった．

2 痛みのアセスメント

入院時のAさんは，骨転移痛と小脳転移に伴うふらつきとめまいに加え，強い眠気があった．眠気は疼痛治療薬プレガバリン（リリカ®カプセル）とオピオイドの副作用と考え，

リリカ®カプセル減量とオピオイドスイッチング（ナルサス®変更）をするが症状は改善しなかった．これらの身体的苦痛により，Aさんは「このままだと何もできない」「家に帰っても自分も家族も大変なだけ」と妻・母親としての役割を果たせないことによる社会的苦痛を抱えていた．

Aさんは30代で肺がんの診断を受けてから，できるかぎりの治療を前向きに受けることを第一優先にし，夫も治療について情報収集をするなど全面的にサポートをしていた．これまでの療養過程において，Aさんは弱音を吐くことや精神的苦痛を表現することはなかった．そのようなAさんが，身体的苦痛から思うように動けなくなったことで，あらためて，「生活レベルを下げたくない」「痛みなく，家で子どもと一緒に過ごしたい」と切望し，はじめて肺がんの治療よりも“痛みからの解放”を優先して選択した．

強オピオイドでは緩和できないAさんの難治性疼痛には，少量のオピオイドでも鎮痛効果が得られる脊髄くも膜下鎮痛が適応となった．Aさん夫婦は，オピオイド減量により眠気が改善し，ポートを留置することで在宅療養が可能となるメリットを選択し，くも膜下ポートを導入された．

3 くも膜下ポート導入と退院指導の実際

脊髄くも膜下鎮痛は，ブピバカイン（マーカイン®注脊麻用0.5％等比重）とモルヒネ塩酸塩注射液の持続的投与から開始され，Aさんの疼痛緩和が得られた．オピオイド内服量を減量することができ，副作用の眠気も緩和されて，病室内のトイレに歩いて行けるまでになった．疼痛緩和と日常生活動作（Activities of Daily Living；ADL）の改善によって，Aさんは「このぐらいの痛みで動ければ，家でも大丈夫そう」と在宅療養への自信がつき，在宅療養への移行が決定した．

在宅療養に向けて，本人・家族（おもに夫・実母）に①CADD®携帯型輸液ポンプ（以下，ポンプ）管理，②くも膜下ポート刺入部の観察，③疼痛増悪時の対応，④入浴の方法（刺入部が濡れないように保護），⑤緊急時の対応（刺入部やポンプトラブル，疼痛増強時など）についてパンフレットを使用し説明，入浴方法については入院中に実際に入浴体験を通して指導を行った．Aさんは，「これなら痛い時に自分でボタンを押せばよいから楽」，「浴室まで歩けるし，濡れないようにすれば家でも入れる」と自宅での生活イメージがつき，ポンプ管理も習得し，在宅療養を進めることができた．

優先して取り組んだ緩和ケア―夫・看護師のジレンマへの対応

1 夫と看護師が抱いていたジレンマ

在宅療養を決断し，指導を受けた夫は，これからの療養生活においてAさんをどのようにサポートすればよいのか悩んでいた．在宅療養を決めたものの，今後もっと状態が悪くなってきた時のことや子どものことをAさんがどのように考えているかを確認できていなかった．治療について夫婦で話し合って決めてきたこれまでの過程で夫は，「Aさんが後先を考えない性格だからこそ，今まで遭遇した辛い状況を乗り越えられてきた」と感じていた．そのため，「Aさんに先々を考えさせること」でAさんに与える精神的な苦痛を案じて，“終末期”や“死”について話すことを先送りにしていた．一方，幼い子どものためにも「最期に遺しておきたいことがあるなら，妻であるAさんの本心を知りたい」という強い思いがあった．

このような夫の思いを察した看護師は，Aさんに「病状が進行した時の考え」を問うと，Aさんは淡々と「どうかな，その時になってみないとね」と返答した．その様子からは「病状の深刻さ」を理解しているようには感じられず，Aさんの望む最期の過ごし方や本心を確認したいというAさんの夫を，看護師としてサポートしたくてもできないジレンマを抱えていた．

2 Aさんの思いを理解し，Aさんと夫を支援するためのカンファレンス

とらえどころのないAさんの反応に，「Aさんは本音を語っていないのでは？」「もっとAさんの思いの表出を促すことが重要」と考える看護師もいたので，Aさんの受診時から継続的にかかわっていたスタッフ（がん看護専門看護師，外来看護師，病棟看護師）でカンファレンスの場を設け，情報交換した．カンファレンスでは，Aさんの「療養過程での発言」を振り返りながら下記の3点を共有し，Aさんからは夫が期待するような具体的な発言はなかったが，考えることを避けているわけではないことを共有した．

- Aさんは自身で体験してからその時の対応を考える性格である
- 子どもにも，理解できる範囲で病気について伝えていた
- 選択しなければいけない状況下では，しっかりとAさんが意思決定していた

その後看護師は，自分たちが知りたいことをAさんから聞き出すのではなく，Aさんが現状を理解できるよう情報を提供し，その時々でAさんが大切にしていることを尊重できるようにかかわった．一方，「どのようなタイミングでAさんと最期の過ごし方を話し合えばよいのか」と悩んでいた夫に対しては，「Aさんが今まで自分で意思決定してきたこと」や「本来のAさんの強さ」を共有し，看護師が夫の代弁者となれることも伝えた．これまで夫婦で話し合って決めてきた「意思決定スタイル」を大切にしたいと考えた夫は，「Aさんには自分からタイミングをみて話す」と決断し，在宅療養へ移行した．

3 在宅療養開始後のAさん夫婦の変化

Aさんは，在宅療養が始まって数か月は家族とともに自宅で過ごしていたが，X–1年12月に痛みが増悪し，ADLが低下したため再入院となった．

前回の入院時とは異なり，Aさんは「体調が良くなったら家に帰りたい」，「子どものお遊戯会に参加したい」「クリスマスのプレゼントは自分では買えないけど実母にお願いした」など，以前よりも「望み」を表現するように変化していた．そして，ジレンマを抱いていた夫は，「本人も長くないことは十分わかっていると思う．今は見守りたい」と，Aさんへ「最期の過ごし方」を確認することなく，見守ることを選択していた．

看護師は，Aさんが家族と過ごしたクリスマスで，プレゼントを嬉しそうに開ける子どもの様子を映した動画を一緒に観て，Aさんの望みが叶ったことをともに喜んだ．そして，病院で誕生日を迎えたAさんへ，カードを贈って家族と一緒にお祝いした．

家族の次の目標は，お正月を在宅でともに過ごすことだった．主治医，緩和ケアチーム，退院支援看護師とともに準備を重ねたが，Aさんの体調が優れず実現ができなかった．しかし，Aさん夫婦は悔やむことなく，Aさんは「体調が悪いなか家に帰っても辛いだけだから，それなら病院で家族と過ごすほうが安心」と言い，夫も「本人が一番安心できるところで過ごすのが大切」と語り，「Aさんの意思を尊重すること」を具現化されていた．

4 看取りの時の夫への対応および看護師のグリーフケア

最期の入院で，Aさんは1か月程度小康状態を過ごしたが，徐々に呼吸状態が悪化してきていた．「いつ何があってもおかしくない状況」を理解し，実母は少しでもそばにいてあげたいと夜間の付き添いを始めた．看護師は家族に「Aさんの現状や今後予測される変化」を適宜伝えながら，「これまで頑張られてきたAさん」に関する語りを促していた．家族は「若くして逝くAさんの無念さ」を代弁しつつも，「よく頑張ったと思います」と，Aさんの死を覚悟されていた．

Aさんの死の瞬間は，たまたま家族が帰宅した夜に訪れた．急激に呼吸状態が悪化したため家族に連絡したが，夫が到着した時にはすでに息を引き取っていた．夫はこれまでになく動揺し，「1人で逝かせてしまった」，「最期に言葉をかけてあげたかった」と自責の念を激しく表出した．看護師は夫が少し落ち着くまで，夫の悲しみを共有できるよう無言のまま寄り添った．そして，穏やかに息を引き取った最期の様子を伝え，看護師が代わりに見守ったことを報告した．これまでの夫に対しての労いや感謝と，「自分を責めないでほしい」という思いを伝えた．徐々に落ち着いた夫は子どもを抱きしめ，一緒にAさんの身体に触れて最期のお別れをされた．

Aさんを看取った若手看護師（臨床経験1年目，4年目）らは，夜勤後の残務を終えても帰ろうとせずに悶々としていた．その様子から，思いを表出する場が必要と判断し，師長が声をかけた．2人は，Aさんの最期の時に夫が間に合わず，「1人で逝かせてしまった」と号泣する姿を目の当たりにして，先輩看護師が夫に声をかける様子を見守りながら，「自分たちには何もできなかった」「自分たちがもう少し早く家族に連絡していればよかった」と後悔の念を抱いていた．そればかりか，家族と一緒に泣いてしまったことを専門職として情けないと感じていた．若手看護師のこのような思いをその場にいた看護師数名で傾聴し，「最期の場面で看護師としてどうあるべきかよりも，自分の感情・感性も大切にして家族と悲しみを共有することの大切さ」を共有した．また，「できたこと・できなかったことを明らかにして，次の事例に経験として活かすこと」の重要性を再認識した．▶COLUMN②参照

おわりに

本事例では，幼い子どもをもつ壮年期の夫婦の療養過程において，終末期の疼痛の症状緩和と，妻を看取る夫のジレンマや彼らをケアする看護師の思いに焦点をあてて記述した．

本項では詳しく述べなかったが，近年では，がん医療の進歩に伴い，進行がんであってもさまざまな治療の選択肢がある．本事例のAさん夫妻も先進のがん医療を調べ，夫婦で

「何もできなかった」「こうすればよかった」と自分を責めていませんか　COLUMN ❷

緩和ケアを提供する際，看護師は苦悩する患者・家族を目の前にして，「何もできない」と無力感にさいなまれることがある．「こうしておけばよかった」と後悔する場面にも遭遇する．しかし，臨床では「その時，その場でケアを提供する」ので，後悔して自分を責めるのではなく，「できたこと/できなかったこと」を明らかにして，「次のケアに役立てる」ことが，看護師としての成長につながる．

臨床実践には4つの限界があるといわれている[1]．すなわち，①看護師としての専門職業上の限界，②慣例，規則，方針などにおける臨床の場の限界，③個人としての限界，④法的限界である．その限界を見極めたうえで，事例からの学びを看護師としての成長の糧としてほしい．

協力して闘病してきたが，患者・家族の意向に沿って治験を含めた情報提供を行っていくことも看護師の重要な役割である．

また，本事例を通して最後に強調しておきたいことは「痛みからの解放」の重要性である．看護師が患者の疼痛緩和に積極的に取り組むことによって，患者や家族の療養生活の質向上に大きく寄与することができる．

■ 文献

1）Wiedenbach, E：Clinical nursing；A helping art. Springer Publishing, New York, 1964./外口玉子，池田明子訳：臨床看護の本質．第2版，pp.84-108，現代社，1984．
2）日本緩和医療学会編：専門家をめざす人のための緩和医療学　改訂第2版．南江堂，2019．
3）北里大学病院作成：脊髄くも膜下鎮痛　管理マニュアル．

③ 事例──急激に病状が悪化したBさん

患者概要と療養過程

1 患者概要

Bさん，50歳代男性．会社員．同年代の妻（主婦）と息子2人（学生）と同居．

X–1年4月の定期検診で軽度の肝障害を指摘されたが，超音波検査でも異常はなかった．

2 療養過程

(1) 診断から初期治療の時期（X年5月～8月）

X年3月頃から下痢があり，4月の検診で血液データ（胆道系酵素）の異常高値を認めたため，病院にて超音波検査を受けたところ，膵腫瘤を指摘された．

精査入院（4泊5日）で進行膵がん（ステージ4b）と確定し，胆管浸潤に対する胆管ステントを留置した．4月末には，抗がん剤〔ゲムシタビン+パクリタキセル（アブラキサン®）：day 1, 8, 15で投与，1週あけて次のクールに入る〕を導入して外来治療に移行した．2クール目day 1投与（5月下旬）後に，発熱性好中球減少症（Febrile Neutropenia；FN），胆管ステント閉塞を併発して緊急入院となったが，抗生物質，顆粒球コロニー形成刺激因子（G-CSF）製剤投与後，ステント交換をして退院した．6月上旬から2クール目を再開し，day 8は減量で実施した．

疼痛はコントロールできていたが，その後もFN，胆管炎で入退院を繰り返し，8月まで全身状態の改善に努め，化学療法はできなかった．診断時に「未治療で余命半年」と説明されていたBさんにとって，治療の中断は自身の死と向き合うことだった．「治療（抗がん剤）ができないのなら，生きている意味がない」と気持ちが落ち込み，「家族のそばにいるほうが気持ちが落ち着く」というBさんの気持ちを尊重し，在宅療養へ移行し，経過フォロー（FN，胆管炎）となった．▶「症状アセスメントと苦痛の緩和—抑うつへの対応」参照

(2) 延長された生存期および終末期（X年9月～10月）

症状が安定し，ゲムシタビン単独投与に切り替え（維持療法），2週間に1回の通院治療となった．退院当初のBさんは自分で身の回りのことはできていたが，通院には家族が付き添っていた．一家の主であるBさんの闘病に伴い，Bさんの今までの役割は妻と息子たちが協力して担うこととなり，家族間の役割交代を余儀なくされていた．

CTでは原発巣の増大はなかったが，10月中旬から肝機能の悪化に伴い急激に腹水と下肢浮腫が増強して歩行困難になり，10月下旬に緊急入院となった．

緊急入院の際，外来看護師からがん看護専門看護師（Certified Nurse Specialist；CNS/以下，CNS）に，「主治医が，Bさんの奥さんの様子がこれまでと異なり，目を合わせないことを気にしていた」との報告があったため，CNSがBさんの妻に対応したところ，これまでの時間外外来受診時の医療者の応対態度に関する苦情を表出された．

Bさんの病状は，入院加療しても改善することはなかった．病棟看護師は，Bさんの思いを傾聴し，腹水による腹部膨満苦を取りながら，日常生活の援助を行った．家族の不安な思いも傾聴し，共感的にかかわっていた．しかし，入院から1週間程度経って，長男が数日前の時間外外来受診時にすぐに入院できなかったことに納得できず，実は不信感をもっていることがわかった．家族には「その時すぐに入院できていたら，これほど病状が悪化しなかったのではないか」という思いがあった．

▶「優先して取り組んだ緩和ケア—家族ケア」参照

そこで，主治医からのインフォームド・コンセントの場を翌日設定し，対応のなかで不快な思いをさせてしまったことの謝罪とともに，Bさんの経過から，胆管ステントの感染が緊急入院の指標であったため，時間外外来を受診した時点では即入院が必要との判断には至らなかったことが説明され，長男らBさん家族も納得することができた．長男はあらためて主治医から，Bさんの予後が1週間未満という説明を受け，看取りに向けた心の準備をして，長男として「父が築いてきた家庭」を守るという覚悟を表出した．

Bさんは，その5日後に家族や親戚に見守られて永眠された．

症状アセスメントと苦痛の緩和—抑うつへの対応

1 抑うつのアセスメント

Bさんは，進行膵がんに伴うがん疼痛はコントロールできていたが，FNと胆管炎を繰り返し，胆管ステント交換の処置で初期治療が順調に進まなかった．自身の死に向き合っていたBさんは，1か月になろうとする入院生活に，「治療ができないのなら，生きている意味がない」と病棟看護師に訴え，気持ちが落ち込んで苦悩していた．

Bさんの様子から「抑うつ状態」とアセスメントした病棟看護師は，支持的に「Bさんの辛い思い」を傾聴し，共感した．そして，主治医と相談して，在宅療養を希望したBさんの思いを尊重した．気持ちの落ち込み，すなわち抑うつ状態は，早めの支援があれば薬物療法の導入までには至らない．

進行がん患者の精神的苦悩を緩和するために看護師は何ができるのか　COLUMN 3

緩和ケアを受ける進行がん患者のインタビュー調査（n＝89；女性54人/男性35人，平均年齢67±12歳）によると[1]，医師や看護師，家族のどのような対応や療養環境が精神的苦悩の緩和に役立っているかという質問に対して，①病気以外のこともよく聞いてくれる，②関心をもっていることが伝わる，③気持ちをわかっていっしょに考えてくれる，④患者の意思が一番尊重される，⑤ほがらかで親切である，の5つが共通してあげられており，看護師の日々の対応が重要だといえる．

一方，精神的苦悩を抱いている患者との面談において，看護師は「対応不可」と感じた時に困難感を抱く場合が多い．特に，患者の「感情表出」や「病の語り」に対し，聴き手の看護師のほうが辛くなって動揺する場合がある．そのような時は，「どのような対応が適切（不適切）なのか」と考えるのではなく，「患者さんにとって重要な局面なので対応しよう」と見方を変えることで緩和ケアにつながる．

- **感情を表出された場合**：進行がんを患うなど「自分の力ではコントロールできない状況」に遭遇すると，患者は問題焦点型コーピング（苦悩の原因そのものに働きかけて解決する方法）より情動焦点型コーピング（苦悩の原因そのものではなく，苦悩に対する考え方やとらえ方を変えようとする方法）を用いて対応しようとする[2]ので，まず患者の感情表出を促すことが大切である．
- **「病の語り」がみられた場合**：死をコントロールできないことを際立たせるがんの診断を受けた患者は，「どうして私ががんになってしまったのか？」ということを精神的に理解する必要があるために「病の語り」が起こる[3]．このことを理解し，患者との面談で「病の語り」が始まったら真摯に傾聴し，寄り添う．

2 面談による精神的苦悩の緩和

一般病棟の看護師が抱くがん看護の困難感[4]の要因として，「患者とのかかわり」があげられ，特にBさんのように抑うつ状態にあるがん患者への接し方や対話に難しさを感じている看護師は多いと推察される ▶COLUMN③参照．そこで，精神的苦悩から抑うつ状態にあるBさんの支援としてCNSが実施した面談での対話例を紹介し，エスノメソドロジー的相互行為分析 ▶NOTE①参照 を用いて解説する．

(1) 面談の事前準備

何かをしながらの会話だと，看護師に話したいことがあっても，業務の妨げになるのではないかと患者が遠慮している場合もあるため，精神的苦悩の緩和を目的とする場合，事前に患者と面談の約束をしておく．断られた場合は，「何かあったらお声かけくださいね」と伝え，無理強いはしない．面談の際は，患者の体調に合わせて全身状態を観察し，患者の体位，面談位置，プライバシーに配慮する．

(2) 面談の実際

- **最初に問いを投げかける**：面談の最初に，「あなたの療養生活における関心事は何ですか？」といった問いを投げかけると，患者自身が話題の内容を選択できるので，患者にとってもっとも重要な話題，療養生活の課題が含まれた面談となる場合が多い[7]．
- **自分の人生に対する否定的な見方を，肯定的な見方へ転換する**：面談において，患者から否定的な言葉が聞かれた時は，どのような話題であったとしても，患者がそのことを肯定的にとらえられるよう意味づけをしていくことが大切である．例として，Bさんと CNSの対話の一場面を紹介する．

エスノメソドロジー的相互行為分析とは[5, 6]　NOTE 1

看護実践は患者と看護師の相互行為によりなされる．この相互行為の在り方を的確にとらえるアプローチとして，社会学から生まれたエスノメソドロジー（Ethnomethodology）に方向づけられた相互行為分析（以下，エスノメソドロジー的相互行為分析）がある．エスノメソドロジーとは，さまざまな社会的場面で活動する人々（ethno-）が常識的な知識と推論を使ってその場面の行為，出来事，活動を相互に理解可能なものとして秩序づけていく方法（-methodology）を指す．エスノメソドロジー的相互行為分析では，ジェスチャーや視線などを含む言語的相互行為の録画・録音とその詳細な書き起こしをデータとして，発話順番の交代，行為連鎖（質問－応答，誘い－受諾など），発言の構成などの在り方を詳細に分析することで，相互行為が展開されていく際の特徴を探求する．本項では，「患者・家族と看護師が，日常的な相互行為能力に基づいて，提示した看護場面の目的や特徴を考慮にいれつつ，どのようなやり方（方法）で，協同して理解可能な場面として達成していくのか」について分析し，その結果を提示する．

——CNSの「どのような人生でしたか？」の問いに対し，Bさんが自身のアルバイト経験について語る場面——

01 Bさん：アルバイトの経験は，社会人になってすごく役に立って．職場でもある程度の
02 地位を築けたかなと思いますね．ただ，そのせいでというのはありますけど．
03 そのせいでちょっとね．
04 CNS：ん？
05 Bさん：そのせいで，仕事を抱えてやるようになっちゃって．何か貧乏くじじゃないで
06 すけど．
07 CNS：ん？
08 Bさん：貧乏くじじゃないですけど，もっといい方法があったのかもしれないですけど
09 ね，自分に負担をかけない．どうしてもアルバイトだと，失敗した時に責任と
10 れないので，責任のある仕事はやらせてもらえなかったから，自分が就職して
11 上司になった時には，新人であろうが責任をもった仕事をやってもらうほうが
12 楽しいだろうなと思ったんですね．
13 CNS：ああ，なるほど．あれですね，反面教師というか，きちんと相手を見て，いい
14 ところ，悪いところを見て，悪いところはやらないし，自分がこうやったほう
15 がいいと思うことを実行されてきたってことなんですね．
16 Bさん：そうです．まあそれが自然に身についちゃったからというか．
17 CNS：身についてね．
18 Bさん：だから，息子たちの教育に関しても，そういう感じで見ちゃっているから．
19 CNS：ああ，そうでしたか．
20 Bさん：だから，学校の三者面談には積極的に出るようにして……．

——Bさんの息子たちの教育の話題になり，良い子に育ち，担任からも信頼されていたことを語る場面——

21 CNS：すごいですね，素晴らしい．
22 Bさん：そういうのが副産物みたいな感じです．
23 CNS：そうですね．ああ，そうでしたか．わかりました．

——この後，もう少しお話ししたいことがあるか確認すると，「これくらいで」ということで，Bさんとの対話は30分程度で終了した．別れ際にBさんは，「今日は楽しかった．話すっていいですね」と感想を述べられた．そして，フォローアップの際，この対話を「自分の生き方，考え方を振り返ることで，気持ちが強くもてた」と評価された——

CNSの「どのような人生でしたか？」という質問に対し，Bさんは「そのせいで（02, 03, 05）」と，求められている回答の範囲をこえた語り（自分の人生の意味づけである「貧乏くじ」について）をしようとしているので，CNSは04，07で疑問を呈している．それに対し，Bさんは疑問に答えるのみでなく，「貧乏くじ」についてさらに内省的な語りをしている（08～12）．それを受けてCNSは，Bさんが語っている話題を拡張し，新たな「反

面教師」という意味づけを提示した（13）．この後，Bさんは，CNSの提示に同意をするだけでなく，CNSの提示した範囲をこえた語りをし（16，18），CNSが同意（19）を示して語りを促すという連鎖になっている．つまり，発話の順番がCNS-Bさんではなく，Bさん-CNSという連鎖に移行し，Bさんが自ら選択して語りたいことを語っていることがわかる．特徴的なのは，18，20の「だから」という語り出しである．発話の冒頭に用いられる「だから」は，今から理由を語ることを示すので，Bさんが語る「息子たちの教育」は，自分が「貧乏くじ」と意味づけ，CNSが「反面教師」と意味づけなおしたBさんの生き方に対する説明といえる．CNSは21で，その語りに同意するだけでなく賞賛している．日常会話では，賞賛には謙遜や謝意で応じるが，ここでもBさんは，それらの応答の範囲をこえて「副産物」という自分の受け止め方を表明している（22）．すなわち，気持ちが落ち込んで悲観的になっているBさんは，CNSとの相互行為を通して，否定的にとらえていた人生（貧乏くじ）を，肯定的な見方（副産物）へと変化させている．CNSは，ライフレビュー[*1]によって患者の内省を促し，支持的に共感し，寄り添っている．

優先して取り組んだ緩和ケア―家族ケア

本事例ではさまざまな緩和ケアを実施したが，Bさんは特に，残される家族のことを案じていた．加えて，「家族とのかかわり」もまた看護師の困難感の要因[4]にあがっていたため，ここでは家族ケアに焦点をあてて解説したい．

1 家族員の病気の発症がもたらす「家族の危機」へのケア

予期せぬ家族員の病気の発症は，家族にとって「家族の危機」となる出来事である[10]．出来事への対処の仕方は，その出来事に対する家族の意味づけによって異なるという．「意味づけ(meaning)」とは，家族がその出来事に対してとる態度，ないし受けとめ方(perception)である．つまり，その出来事が家族に与えるインパクトが大きすぎ，対処できなければ家族は危機に陥る．看護師は，家族危機への対処能力を見極め，自分たちだけでは対処できない療養生活の課題を抱えている進行がん患者・家族には，看護師によるケアが求められる[7]．

2 家族ケアの実際

Bさんの家族は，家長の闘病によって経済的な問題も抱えていたが，長男が自ら知人に相談し，家族内での対処ができていた．通院も妻と長男が付き添っていたが，緊急入院前の急激なBさんの病状悪化は，家族だけで対処できるものではなかった．時間外外来を受診したものの，その際，緊急入院ができなかったことに家族は納得していなかったが，B

＊1　ライフレビューとは人生を回顧することである〔CHAPTER 3-5)-②のNOTE⑫参照〕．死に直面して絶望している高齢者や進行がん患者などに対し，ライフレビューによって英知を見出すことができるといわれている[8]．患者が人生を語ることで，患者が自ら自分を外在化することを助ける[9]．「外在化」とは，患者が客観的に自分自身をとらえることであり，そのことで，患者自身が自ら方向性を見出すことができる．信頼関係が構築されている患者・看護師間であれば，「気持ちの整理ができるようにお話を聴かせてください」などと，看護師の意図を伝えて患者を面談に誘うとよい．

さんの入院後もその思いを医療者へ伝えることができなかった．Bさんもその家族も，主治医・病棟看護師を信頼し，辛い思いを打ち明けていたが，「時間外外来を受診した時点で入院ができていたら，こんなに病状が悪化しなかったのではないか」という思いだけは払拭できずにいた．そして，緊急入院から1週間後，CNSが訪室した際に，長男から相談を受けることになった．

家族が入院してお世話になっている医療者へ，「納得できない医療」に関して問うことは，勇気のいることである．現在では，「がん相談支援センター」がその窓口ではあるが，信頼できる病棟看護師が相談を受けることも多い．第三者に相談せずにはいられなかった患者や家族の状況を察して対応することが重要である．

一般病棟の看護師は，家族がさまざまな不安・苦悩を怒りや不満として表出された場合の情緒的支援に困難を感じる場面が多いと推測される[4]．参考として，そのような場面でのBさん家族とCNSの会話場面をエスノメソドロジー的相互行為分析を用いて解説する．

――Bさんの病室で，Bさん家族とCNSとの会話が一段落した場面――

01　**長男**：直接話したいお医者さんに対してというのは，どうしたら話せますか．

02　**CNS**：話したいお医者さん？　誰に話したい？　主治医の先生？

03　**長男**：(主治医）もですけど．

04　**妻**：息子は納得いかないんで，緊急で来たのに入院できなかったことに．

05　**CNS**：緊急外来の，あのときのことね．

06　**妻**：そうそう．

07　**長男**：納得いかなくて，直接聞きたいです．

08　**CNS**：わかりました，それは．

09　**長男**：できることなら，今聞きたくて，ちょうど外来もたぶん終わっているので．

10　**CNS**：主治医の先生でもいい感じですか，それともその時の担当の先生は，何かお名前．

11　**長男**：(緊急外来の処方箋を見せながら）　●●さんです．

12　**CNS**：●●，この先生でいい？　いらっしゃらなかったら主治医の先生でもいい？

13　**長男**：大丈夫です．

14　**CNS**：わかりました．

長男の質問（01）に対し，CNSが02で，長男の質問の意図について質問している．これは，CNSが長男の問いに「関心を示す」という行為である．その後のBさんの妻とCNSの会話（04～06）が挿入され，母親である妻が長男の質問の意図を代わりに説明している．CNS「あのときのことね（05)」，妻「そうそう（06)」という連鎖は，すでに共有していた出来事で，長男の質問意図を「理解した」という行為となっている．

そこではじめて長男は，本題の願いを07から発している．通常，会話は順番に交代して行われるが，CNSの08の受諾と10の質問の間に，長男の09の発話（できることなら，今……）が入っている．そして，11で長男がCNSの10の質問への回答へと調整していることがわかる．会話の重なりは，相手の発話終了を待てないために生じ，ここでは長男の「今聞きたい」（09）という情動が先行したといえる．ただ，CNSが08で「（あなたの気持ちは）わかりました」という受諾（共感）を示して質問（10）をしているので，その後の長男は冷静に応じることができている．

このような対応は，家族や患者とのかかわりのなかで看護師がよく遭遇する場面ではないだろうか．患者・家族と看護師の相互行為を分析してみると，①関心を抱く，②理解を示す，③共感する，という行為を行っており，患者・家族が「辛い思いを怒りや不満として表出された際」に情緒的な支援をしていることが明示的に理解できる．

日々の看護実践を振り返ると，我々看護師は，①関心を抱く，②理解を示す，③共感する，という行為を行っていることに気づく．つまり，COLUMN③で紹介した「患者・家族が精神的苦悩の緩和に役立っていると考える対応」とも重なり，相互行為を通して緩和ケアを提供しているといえる．

おわりに

本事例は，一家の家長が進行がんの診断を受け，順調に治療が進まず病状が急激に悪化するという療養経過をたどった．その過程で，①精神的苦悩から抑うつ状態にある患者への支持的な支援，②家族への情緒的な支援について，会話場面を具体的に示して解説した．

本項では詳しく記載しなかったが，本事例では，外来看護師や通院治療室の看護師と情報共有を行い，それぞれの場で患者・家族の状況を理解してかかわった．がん医療の提供の場は，病棟から外来にシフトしてきているので，継続看護の実践が患者・家族へ安心感を与える緩和ケアにつながるといっても過言ではない．

文献

1）森田達也，赤澤輝和，難波美貴，他：がん患者が望む「スピリチュアルケア」－89名のインタビュー調査．精神医学，52(11)：1057-1072，2010.
2）Lazarus RS, Folkman S：Stress, appraisal, and coping. Springer Publishing, New York, 1984./本明　寛，他訳：ストレスの心理学．pp.143-181，実務教育出版，1991.
3）Kleinman A：The illness narratives：suffering, healing, and the human condition. Basic Books, New York, 1989./江口重幸，他：病の語り－慢性の病をめぐる臨床人類学．p.25，誠信書房，1996.
4）宇宿文子，前田ひとみ：終末期がん看護ケアに対する一般病棟看護師の困難・ストレスに関する文献検討．熊本大学医学部保健学科紀要，6：99-108，2010.
5）前田泰樹，岡田光弘，水川喜文編：エスノメソドロジー：人びとの実践から学ぶ．新曜社，2007.
6）西阪　仰：分散する身体－エスノメソドロジー的相互行為分析の展開．勁草書房，2008.
7）千﨑美登子：進行膵がん患者とその家族の療養体験の変容－看護師とのパートナーシップの過程における相互行為に焦点を当てて－．日本がん看護学会誌，32：159-169，2018.
8）Erikson EH, et al：Vital involvement in old age. W. W. Norton&Company, New York, 1986./朝長正徳，朝長梨枝子訳：老年期－生き生きしたかかわり合い．新装第2刷，pp.57-77，みすず書房，1999.
9）White M：Maps of narrative practice. W. W. Norton&Company, New York, 2007./小森康永，他：ナラティヴ実践地図．p.13，金剛出版，2009.
10）森岡清美，望月　嵩：新しい家族社会学．四訂版，pp.80-81，培風館，2002.

2 心不全

1 療養過程と緩和ケアの特徴

心不全とは

心不全とは，心臓に器質的，機能的異常が生じ，心ポンプ機能の代償機転が破綻した結果，呼吸困難・倦怠感や浮腫が出現し，それに伴い運動耐容能が低下する臨床症候群[1]である．心不全患者の約半数は左室収縮機能が正常，もしくは保たれている[2]ので，心不全は左室収縮機能が低下した心不全と，保たれた心不全に分けられており[1]，後者は高齢者や女性に多い[3]．

心不全患者の療養過程は，心不全症状の増悪・寛解を繰り返しながら身体活動能力が低下していき，最期は急速に悪化する経過をたどる特徴がある．終末期には体内のあらゆる臓器や器官系に影響を与え，緩和ケアを必要とする致命的な症候群である．一方で，病態が進行していても手術やデバイス治療で病態が改善することや，心移植が可能な症例では末期であっても状況が劇的に回復すること，病態がかなり進行している場合でさえ，増悪と緩解を繰り返すことから，しばしば終末期の判断が困難となる．

心不全の経過はステージA〜Dの4つに分類され[1,4]，それぞれの治療目標を定めた治療が推奨されている（図3-2-1）．ステージAとBはリスクステージで，器質的心疾患の有無の違いはあるものの予防の段階である．つまり，心不全治療は予防の段階から始まり，危険因子や器質的心疾患の進展予防のための服薬管理と生活習慣の是正が行われる．心不全を発症すると，ステージC（心不全症状を呈す），D（治療に抵抗を示す）へと進展する．すなわち，急性心不全として発症し，代償化され慢性心不全に移行する．その後は慢性に進行するが，急性増悪により非代償性急性心不全を反復し，治療に抵抗を示すようになる．一般的な症状は，息切れ，疲労感，末梢浮腫で，その重症度によって心機能が分類される（ニューヨーク心臓協会New York Heart Association；NYHA分類，表3-2-1）．治療そのものが症状緩和につながるので，心不全における緩和ケアの概念はステージCの段階から始まっている．

本稿ではステージC以降に焦点をあて，心不全の療養過程と緩和ケアについて述べる．

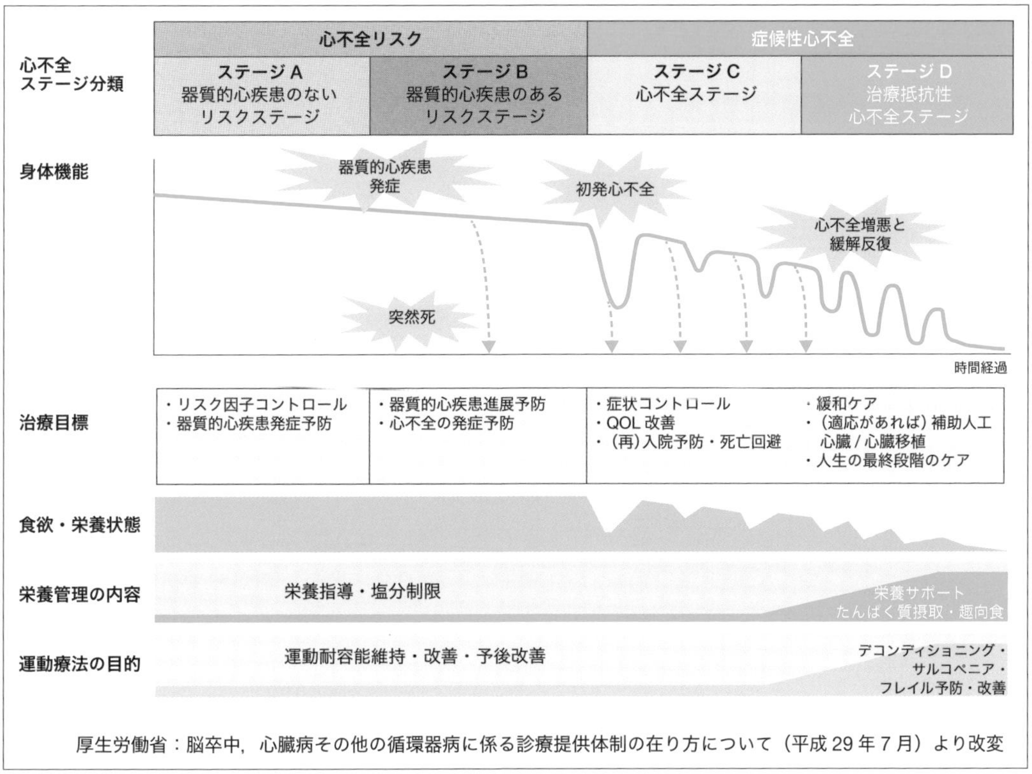

図3-2-1　慢性心不全の経過と栄養状態・栄養管理・運動療法の位置づけの概略
（日本心不全学会ガイドライン委員会：心不全患者における栄養評価・管理に関するステートメント．2018[4)] より許諾を得て転載）

表3-2-1　NYHA心機能分類

Ⅰ度	心疾患はあるが身体活動に制限はない． 日常的な身体活動では著しい疲労，動悸，呼吸困難あるいは狭心痛を生じない．
Ⅱ度	軽度ないし中等度の身体活動の制限がある．安静時には無症状． 日常的な身体活動で疲労，動悸，呼吸困難あるいは狭心痛を生じる．
Ⅲ度	高度な身体活動の制限がある．安静時には無症状． 日常的な身体活動以下の労作で疲労，動悸，呼吸困難あるいは狭心痛を生じる．
Ⅳ度	心疾患のためいかなる身体活動も制限される．心不全症状や狭心痛が安静時にも存在する．わずかな労作でこれらの症状は増悪する．

〔日本循環器学会，日本心不全学会：急性・慢性心不全診療ガイドライン（2017年改訂版）[1)] をもとに作成．原典はYancy CW, Jessup M, Bozkurt B, et al：2013 ACCF / AHA guideline for the management of heart failure：a report of the American College of Cardiology Foundation / American Heart Association Task Force on practice guidelines. Circulation, 128(16)：e240-327, 2013.〕

NYHAが作成し，身体活動による自覚症状の程度により心疾患の重症度を分類したものであり，心不全における重症度分類として広く用いられている．Ⅱ度はさらにⅡs度：身体活動に軽度制限のある場合，Ⅱm度：身体活動に中等度制限のある場合に分類される．

療養過程と各時期における特徴的な緩和ケア

ステージC以降の経過から，心不全の療養過程における緩和ケアの特徴を，「心不全を診断された時期から身体活動能力がある程度保持されている時期」「入退院を繰り返し，身体活動能力が低下して治療抵抗性となる時期」「末期心不全に対する治療が奏功しなくなり終末期ケアに移行する時期」に分けて述べる．

1 心不全を診断された時期から身体活動能力がある程度保持されている時期（ステージC）

NYHA Ⅳ度の息切れ，疲労感，末梢浮腫を呈し，身体活動能力が著しく低下して急性心不全の診断を受ける．ほとんどが緊急入院で，積極的な治療によって症状は改善し退院時にはある程度身体活動は回復する．そのことから，患者は再入院してもまた良くなると思い，自分の状況を現実の病状より重症度が軽いと評価するため，実際より予後が良好であると考えることが多い[5)]．しかし，心不全を発症して入院が必要になると予後は不良といわれていることから，診断がついた段階で，心不全は生命にかかわる病気であり，特徴的な病期・軌跡をたどることを説明していく必要がある．

治療は，利尿剤などの急性期治療による症状緩和と予後改善のためのエビデンスに基づいた心不全の標準的な薬物療法〔β遮断薬，アンジオテンシン変換酵素阻害薬，アンジオテンシン受容体拮抗薬，アルドステロン拮抗薬など〕を行う．

心不全増悪による再入院には，塩分・水分制限の不徹底，過労，治療薬服用の不徹底，精神的または身体的ストレスなどの予防可能な要因が関与し，加えて抑うつ，不安，社会的支援の欠如などの心理・社会的問題を抱えていることも多い[6)]．心不全患者の多くは高齢者であり，併存症が多いこと，認知機能低下，服薬コンプライアンスなどの問題があり，疾患管理をより難しくする．

心不全患者は，このように多様な問題を抱えているため，循環器医，看護師，薬剤師，栄養士，理学療法士，医療ソーシャルワーカー（Medical Social Worker；MSW）などの多職種チーム医療による症状マネジメントや疾患管理が再入院の予防となり，症状緩和につながる．

2 入退院を繰り返し，身体活動能力が低下して治療抵抗性となる時期（ステージC後半～D）

この時期は，急性増悪を反復することにより徐々に重症化していき，身体活動能力も低下してくる．そして，増悪を繰り返しながら，標準治療に対する反応が乏しくなってくる．その経過は，原因となる基礎心疾患の重症度や併存症により個人差が大きく，増悪の反復は一様ではない．このことは，心不全の経過の予測をさらに困難なものにし，がんの療養過程とは大きく異なる．

この段階での治療は，心不全における標準的な薬物療法を行いながら，症状の経過に応じて，非薬物療法としての心臓再同期療法（両心室ペーシング）や植込み型除細動器などが検討される．入退院を繰り返すようになるこの時期に，患者がどのような人生観や価値観をもち，どのように生きていきたいのか，どのような生活や治療を望むのかを話し合うACPや緩和ケアを検討することが望ましい[1,3,5]．治療と並行して，患者・家族の希望やQOLを考慮した早期からの介入，多職種によるチームアプローチがより重要となってくる．

3 末期心不全に対する治療が奏功しなくなり終末期ケアに移行する時期（ステージD～終末期）

慢性心不全で1年に2回以上の入院を繰り返し，標準的なすべての薬物治療・非薬物治療が考慮されたにもかかわらずNYHA Ⅲ度より改善しなくなると，末期の心不全へと移行する．この時期になると，心不全治療に難渋するようになり，薬物療法に加えて強心薬の持続点滴などを併用しないと症状が改善せず，入院期間も長くなってくる．

末期心不全におけるおもな症状には，呼吸困難（60～88％），倦怠感（69～82％），疼痛（35～78％）などがあり[1]，症状に伴う身体的苦痛に加えて，入院が長期化することによるストレスや経済的負担，予後への不安や抑うつ，身体活動能力の低下に伴う周囲への依存度の高まりによる自尊心の低下など，社会的苦痛，心理的苦痛，スピリチュアルな苦痛を伴ってくる．

治療は，体液管理と薬物治療の適正化が再度見直され，心臓移植の適応について検討されるが，65歳以上の高齢者および心臓移植や補助人工心臓の適応でない場合は，予後改善のための治療から，症状の軽減を中心とした緩和ケア中心の医療および終末期ケアへシフトしていく．緩和ケアチームと連携して緩和ケアが行われるが，終末期には積極的な治療が行われないがんなどとは異なり，積極的な治療（強心薬の持続点滴や利尿剤など）が心不全の症状緩和にもなることから，最期まで治療と緩和ケアが並行するのも特徴である．それゆえに，自宅での死を望む患者の希望に沿うことが困難となるため，診断から続くプロセスの一環としてACPが行われることで，人生の終焉を迎える患者，家族の希望に寄り沿うこととなる．多職種による医療チームで合意のうえ，患者・家族のニーズや希望について話し合えるようにする．

おわりに

現在，高齢の心不全患者は増加傾向にあり，2018年の診療報酬改定で緩和ケア診療加算の対象疾患に末期心不全も追加されたことで，緩和ケアのニーズは今後ますます高まることが予想される．次項では，末期心不全患者への緩和ケアをテーマとして，入退院を繰り返している時期にACPを導入したことで緩和ケアを受け入れることができた事例，治療も緩和ケアも受け入れず在宅での看取りを希望された事例を紹介する．

■ 文献

1）日本循環器学会，日本心不全学会：急性・慢性心不全診療ガイドライン（2017年改訂版）．2018. https://www.j-circ.or.jp/old/guideline/pdf/JCS2017_tsutsui_h.pdf（2021/2/1閲覧）

2）Owan TE, Hodge DO, Herges RM, et al：Trends in prevalence and outcome of heart failure with preserved ejection fraction. N Engl J Med, 355(3)：251-259, 2006.
3）日本心不全学会ガイドライン委員会編：高齢心不全患者の治療に関するステートメント．2016. http://www.asas.or.jp/jhfs/pdf/Statement_HeartFailurel.pdf（2021/2/1閲覧）
4）日本心不全学会ガイドライン委員会編：心不全患者における栄養評価・管理に関するステートメント．2018. http://www.asas.or.jp/jhfs//pdf/statement20181012.pdf（2021/2/1閲覧）
5）横山広行：循環器内科医の視点から．「心不全の緩和ケア　心不全患者の人生に寄り添う医療」．大石醒悟，高田弥寿子，竹原　歩，平原佐斗司編，pp.5-6，南山堂，2014.
6）眞茅みゆき：病院から在宅をつなぐ心不全のトータルケア．「早期から始める心不全のトータルケア　長期の療養を支え，最期までQOLを維持するための看護」．眞茅みゆき編，看護技術，64（12；増刊号）：8，2018.
7）日本循環器学会，日本移植学会，日本救急医学会，他：循環器病の診断と治療に関するガイドライン（2008－2009年度合同研究班報告）．循環器疾患における末期医療に関する提言．2010. http://www.j-circ.or.jp/guideline/pdf/JCS2010_nonogi_h.pdf（2021/2/1閲覧）

2 事例――治療と並行した緩和ケアを受け入れたCさん

患者概要と療養過程

1 患者概要

Cさん，80歳代女性．夫と2人暮らし．息子は病死，娘は既婚，近所に在住，ときどきCさん夫婦の様子を見に行き，買い物などを手伝っている．家族関係は良好である．

10年前に心筋梗塞を診断され，左前下行枝の狭窄に対して経皮的冠動脈形成術を施行した．以後，近医でフォローアップしている．

2 療養過程

(1) 心不全を診断された時期から身体活動能力がある程度保持されている時期

- **X−6年5月**：労作時呼吸困難を訴え，病院に搬送された．急性心不全の診断にて1回目の入院．心臓カテーテル検査を行い，冠動脈狭窄の進行はなかったが，大動脈弁閉鎖不全があり，心不全の原因と考えられた．医師からは，今後薬だけではコントロールできなくなることが十分予測されること，加齢とともにリスクは上がることから弁置換術を勧められたが，手術への恐怖と年齢を理由に拒否し，保存療法で経過観察していた．
- **X−1年1月**：お正月の塩分摂取過多が原因で2回目の心不全入院となった．心不全に対する教育を再度受けて退院した．

(2) 入退院を繰り返し，身体活動能力が低下して治療抵抗性となる時期

- **X−1年10月**：前回の入院から1年以内に3度目の入院となった．酸素療法と利尿剤だけでは症状が改善せず，非侵襲的陽圧換気療法（Noninvasive Positive Pressure Ventilation；NPPV）を装着した．その後NPPVは離脱できたが，ADLが低下した．心臓リハビリテーション（以下，心リハ）を施行し，約1か月で退院できた．医師から，心不全は増悪し

再発を繰り返すことが説明された．看護師は，疾患管理の再評価および生活調整を行い，MSWが宅配食や介護保険の申請について説明した．訪問介護も検討されたが，Cさんは他者が家に入ることを好まず，娘が食事や家事をサポートすることになった．

(3) 末期心不全に対する治療が奏功しなくなり終末期ケアに移行する時期

- **X年1月**：呼吸困難（NYHA IV度）で心不全増悪による緊急入院（4度目の入院）となった．利尿剤でうっ血は改善し，今後は訪問看護を導入して退院の方針であったが，倦怠感，下肢の不随意運動，不眠などの低心拍出量症候群（Low cardiac Output Syndrome；LOS）が進行し，補液と強心薬の持続点滴が開始された．Cさんは特に不随意運動による不眠と自分で身体を動かせなくなっていることに苦痛を感じていた．医師は，Cさん，夫，娘に，心臓，腎臓の状態がかなり悪いこと，手術はリスクが高いこと，強心薬を使用することで一時的に症状と腎機能は回復するかもしれないが，投与を中止できなくなる可能性もあること，将来，状態が悪くなった時の蘇生処置の希望の有無をあらかじめ伝えておいてほしいこと，苦しくなった時には症状をとるための緩和治療があることを伝えた．Cさんは，「この年になってまで痛い思いはしたくない．苦しいのはとってほしい」と希望され，夫，娘も同意した．緩和ケアチームや心リハチームと連携し，倦怠感への看護介入，下肢の不随意運動に伴う不眠に対して薬剤調整とリハビリを行った．

▶「症状アセスメントと苦痛の緩和—倦怠感への対応」参照

- **X年2～3月**：食事摂取量は徐々に増え，倦怠感も改善傾向にあったが，強心薬を減量すると尿量が減少し症状が出現するため，時間をかけて慎重に減量，中止を試みていた．夫は毎日面会し，娘も孫を連れて頻回に面会に来ており，Cさんはそれを楽しみに闘病を続けていた．
- **X年4月**：発熱を認め，尿路感染症・カテーテル感染疑いで抗菌薬と解熱薬が開始されたが，徐々に呼吸困難が増強していった．緩和ケアチームとカンファレンスを行い，医療チームで心不全治療の最適化を検討したうえでも，呼吸困難の自覚症状が持続しているとの判断から，緩和ケアチーム医師が，Cさん，家族にインフォームド・コンセントを行い，少量のモルヒネ塩酸塩の頓服が開始された．その後も呼吸回数が30回/分前後とCさんの苦しさが増強していることから，モルヒネ塩酸塩の持続皮下注に変更し，苦痛時はレスキュー（1時間量の早送り）を行った．Cさんは，苦痛をとるためにモルヒネを開始することを伝えると，頷き，安堵した表情をした．

▶「優先して取り組んだ緩和ケア—アドバンス・ケア・プランニング」参照

家族は付き添いを希望し，残された時間をCさんとともに過ごせるように療養環境を整えた．終焉が近づいていること，会わせたい家族がいれば連絡するように家族に伝えた．その後Cさんは徐々に「誰か来て～」「そこに○○ちゃんがいるでしょ？」「苦しい」など，大声や幻視が出現するようになり，夜間せん妄が強くなっていった．看護師はCさんのそばに寄り添い，タッチングや安心できるような声かけを行った．Cさんの苦痛が増強しており，緩和ケアチーム，医師，看護師で協議し，家族へインフォームド・コンセントを行ったうえで，ミダゾラムによる夜間の鎮静を併用した．看護師は，終末期せん妄について家族へ説明し，積極的に本人の苦痛緩和を図ることで，家族がCさんのそばで安心していられるように支援した．2日後にCさんは家族に看取られて永眠した．

症状アセスメントと苦痛の緩和—倦怠感への対応

X年1月，Cさんは心不全により直近の入院から半年以内に4度目の入院となった．NHYA Ⅳ度の呼吸困難がみられ胸部X線では肺うっ血と両側胸水があり，心不全の急性増悪をきたしていた．心エコー所見では，重度大動脈弁閉鎖不全とそれに伴う左室拡大があり，左室の収縮機能の評価指標である左室駆出率（left ventricle ejection fraction；LVEF）も30％と低く，左室収縮機能の低下した心不全（heart failure with reduced ejection fraction；HFrEF）に分類され，低心機能の状態にある．利尿剤によりうっ血は軽減したものの，大動脈弁閉鎖不全があるため，ある程度の前負荷がないと容易に低心拍出に陥りやすく，尿素窒素（BUN）30.0 mg/dL，クレアチニン2.88 mg/dL，推算糸球体濾過量（eGFR）13 mL/minと腎機能障害を呈していることも心不全コントロールを難渋させ，ステージDに進行している．

Cさんは治療経過中にLOSをきたし，強心薬の持続点滴が開始された．▶NOTE②参照倦怠感，下肢の不随意運動，不眠はLOSの徴候でもあるが，それぞれが複合して全身の倦怠感を呈していると考えた．そこで，「不随意運動に伴う不眠」と「身体を動かせない」苦痛に対して，早期より緩和ケアチーム[*1]や心リハチームと連携して症状緩和に取り組み，倦怠感への看護介入を行った．

1 下肢の不随意運動に伴う不眠への対応

4回目の入院時のCさんの状態は，モルヒネなどのオピオイドが差し迫って必要な状態

低心拍出量症候群と強心薬　NOTE 2

低心拍出量症候群（LOS）とは，心臓からの拍出量低下により組織の低潅流が生じることで，多様な症状を呈する症候群である．症状としては，倦怠感，脱力感，腎血流低下に伴う乏尿・夜間多尿，チアノーゼ，四肢冷感，記銘力低下，集中力低下，睡眠障害，意識障害などがある．末期心不全における倦怠感は，心拍出量の低下が原因であることも多く，そのような場合には，強心薬の持続点滴により症状が改善することも多い．一方で，強心薬からの離脱が困難な状態となることも多い．

＊1　なお，当院の緩和ケアチームは，ペインクリニック専門医，麻酔科指導医，精神神経科専門医，がん看護CNS，がん指導薬剤師などの専門家で構成されている．2018年の診療報酬改定により，末期心不全患者の疼痛，倦怠感，呼吸困難などの身体的症状または不安，抑うつなどの精神症状に対して，当該患者の同意に基づき，緩和ケアチームによる診療が行われた場合に，緩和ケア診療加算（390点/1日）が算定できるようになった．

ではなかった．下肢の不随意運動に伴う不眠に対して，緩和ケアチーム内の精神科医によりトラゾドンが処方された．Cさんは早期に緩和ケアが介入することに対して，「緩和ケア＝モルヒネ」をイメージし不安を感じていたが，多職種で構成されたチームが介入し，CさんのQOLの改善を図ることが目的であることを説明し，納得された．チームがラウンドしてCさんと面談したことは，Cさんの不安の緩和にもつながった．

2 身体を動かせないことによる苦痛への対応

体力の維持と苦痛緩和目的で心リハを開始した．リハビリではROM運動（関節可動域訓練）を行い，端坐位やリクライニング車いすへの移動を全介助で行った．ROM運動は，下肢の不随意運動や倦怠感の軽減につながった．調子の良い時は，家族と車いすでの散歩を行い，ベッドで過ごす時は，安楽なポジショニングを考慮した．Cさんにとって一番楽な体位（セミファーラー位）とし，体圧が分散されるようにポジショニングピローを置き，体位が崩れた時には2人介助で整えた．排泄や清潔などの日常のケアを看護師に依存しなければならない自尊感情の低下や精神的苦痛に対しては，横を向く時にはベッド柵を持ってもらうなど，できる部分をCさんに行ってもらいながらケアを行い，遠慮がちなCさんに安心して任せてもらえるように声をかけた．

強心薬の持続点滴による治療効果とともに，上記の1，2を実践することで，足の不随意運動は軽減し眠れるようになり，倦怠感などの自覚症状も軽減し，穏やかな時間を過ごすことができた．Cさんは，「以前は，なんでこんなになってしまったのだろうと気持ちの面でつらかったけど，今の状態を受け止められるようになりました．早い段階で緩和ケアをやってもらってよかった」と話し，緩和ケアを受け入れることができた．

優先して取り組んだ緩和ケア—アドバンス・ケア・プランニング

Cさんの心不全の病態の変化に応じてアドバンス・ケア・プランニング（ACP）が行われ ▶NOTE③参照，Cさんの意思決定のもと緩和ケアが行われた．

心不全患者のアドバンス・ケア・プランニング　NOTE 3

アドバンス・ケア・プランニング（ACP）とは，人生の最終段階の医療・ケアについて，本人が家族や医療・ケアチームなどと事前に繰り返し話し合うプロセスである．心不全患者のACPの理想的なプロセス・推奨時期について，高田[1]は，①心不全の初回入院時，②退院後1年ごとの定期外来，③病気の悪化や生活の質が低下していると考えられる分岐点の時期とし，①，②の時期はACPの“心づもりの教育の時期”，③を“具体的な話し合いの時期”として継続的にACPを行うこと，さらに，ACPは患者・家族の心身の安定した時期に実施することを推奨している．

1 心不全の初回入院時と退院後1年ごとの定期外来

Cさんは，心不全の診断時に医師から，「今後薬だけではコントロールできなくなることが十分予測されること」が説明され，Cさんは手術をしないことを意思決定した．その後，心不全により入院を繰り返したが，入院のたびに「心不全は増悪し再発を繰り返すこと」が説明され，Cさんは，「心不全は治ると思っていたけど，再発して入退院を繰り返すことになるんですね」と話し，心不全の特徴を理解されていた．心不全について教育を受けたことで，Cさんは再入院予防のために宅配食や家族の支援を受けるという意思決定をして，気をつけながら日常生活を送っていた．

2 病気の悪化や生活の質が低下していると考えられる分岐点

4回目の入院となり，Cさんは心不全は再発するものであると再認識したと同時に，症状が改善しないことで，「動けないことがつらい」「なんでこんなになってしまったのだろう」と身体機能の低下を実感し，落ち込みがみられた．多職種でのカンファレンス[*2]を行い，CさんがステージDとなり心不全治療に難渋していることから，ACPを始める段階にあることを医療チームで共有し，現在の症状や将来の苦痛緩和，全人的ケアの目的のために緩和ケアの導入を進めていく方針となった．

医師からCさんと家族に，現在の病状や手術によるリスク，苦痛を和らげる緩和治療について説明され，状態が悪くなった時の蘇生処置の希望についても確認がなされた．Cさんは「万が一のことがあれば，コロッと逝きたい．でもそれは難しいのですね．苦しいのは困ります．このまま順調に帰れればと思うけど，そうなった時は緩和ケアの先生にお願いしたい」と話し，死をイメージして今後のことを考え始めていた．緩和ケアを望むCさんの意思決定を受けて，緩和ケアチームからは現在の苦痛や将来の苦痛緩和について説明を行った．Cさんが，緩和ケアチームの介入を意思決定し，不眠や倦怠感の軽減を早期から実感できたことで，心不全の進行と症状の増悪に落ち込み今後の経過に向き合えていなかった状況から，緩和ケアに向き合えるようになったことが窺える．

3 終末期

X年4月頃から，Cさんは看護師に「身体が思うように動けなくなって，みんなに迷惑かけてつらい」「自分はどうなっていくの？」「何をやっても効果が感じられない．もう何もしたくない．死にたい」と頻回に訴えるようになり，担当看護師はどう対応してよいか悩んでいた．そこで，老人看護CNS（以下，CNS）は看護チームカンファレンスを開催し，Cさんが今の状態をどのように思っているのか，何を知りたいのかを看護師が知ること，死を身近に感じているCさんにとって，語りを聴くことが看護ケアになること，死に対する語りに向き合うことを伝えた．

カンファレンスでの助言を受けて，担当看護師はCさんとの時間をもち，Cさんの思い

＊2　なお当院では，多職種による循環器ACPカンファレンスを月1回開催し，1年に2回以上入退院を繰り返す心不全患者を対象に，循環器医（心不全班），病棟看護師，老人看護CNS，慢性心不全看護CN，外来看護師，MSW，退院調整看護師，地域連携病院の医師でACPにおける話し合いを行っている．

や辛さを傾聴した．Cさんは，「なぜ熱が出ているのか？」と発熱の理由を気にされていたことから，尿路感染によって熱が出て，今の苦しさが増強していることを伝えると，「ありがとう」と納得された様子であった．また，担当看護師との対話のなかでCさんは亡くなった息子への思いを語り，「息子の最期に間に合わなかったことをずっと後悔していた．今日，夢で息子がそばに来てくれた．許されたような気持ちになった」と穏やかな表情で話され，Cさんが人生の折り合いをつけようとしていることが窺えた．

その後，Cさんは呼吸困難が増強したため，モルヒネ塩酸塩の皮下持続注射が開始された．苦痛をとるためにモルヒネを開始することをCさんに伝えると，頷き，安堵した表情をされた．Cさんは，診断時からのACPや早期からの緩和ケアチームの介入により病状を理解しており，終焉の苦痛をとるためにモルヒネを使用することの意思決定ができたと考える．

おわりに

末期心不全患者の身体的，精神的，スピリチュアル的苦痛は大きい．心不全は予後予測が難しいとされているが，病態遷移の後期で緩和ケアの機会を逸しないためにも，ACPが診断から続くプロセスの一環として行われること，早期から心不全の苦痛緩和を図り，緩和ケアチームを含めた多職種による医療チームで介入していくことが患者の意思決定支援になる．

文献

1）高田弥寿子：心不全患者のアドバンス・ケア・プランニング．「早期から始める心不全のトータルケア　長期の療養を支え，最期までQOLを維持するための看護」．眞茅みゆき編集，看護技術，64（12；増刊号）：45，2018．

2）日本循環器学会，日本心不全学会：急性・慢性心不全診療ガイドライン（2017年改訂版）．2018．https://www.j-circ.or.jp/old/guideline/pdf/JCS2017_tsutsui_h.pdf（2021/2/1閲覧）

3）大石醒悟，高田弥寿子，竹原　歩，平原佐斗司編：心不全の緩和ケア　心不全患者の人生に寄り添う医療．南山堂，2014．

4）心不全緩和ケア研究会編集：心不全緩和ケアの基礎知識35．文光堂，2017．

3 事例――治療を中止して尊厳ある死を望んだDさん

患者概要と療養過程

1 患者概要

Dさん，80歳代男性．ADLは自立している．妻と娘の3人暮らし．娘は日中就労している．高血圧，脂質異常症の既往があり，近医でフォローアップしている．

2 療養過程

(1) 心不全を診断された時期から身体活動能力がある程度保持されている時期（入院3回）

- **X−15年**：労作時の息切れ，倦怠感（NHYA Ⅱ度）を自覚するようになった．夜間呼吸困難（NYHA Ⅳ度），初回心不全のため病院に緊急入院となった．利尿剤と酸素療法で心不全のコントロールを図り，心臓カテーテル検査および心筋生検を施行し，拡張型心筋症の診断を受けた．退院時にはNYHA Ⅰ度で症状は軽快した．以降，外来でフォローアップしていた．
- **X−10年**：塩分過多や疲労による慢性心不全急性増悪で，入退院を2回繰り返した．その都度，利尿剤と酸素療法，安静で症状はNHYA Ⅳ度からⅡ度まで軽快した．疾患管理プログラム（心リハ，心臓病教室）を受けて退院した．

(2) 入退院を繰り返し，身体活動能力が低下し治療抵抗性となる時期（入院6回）

- **X−4年9月**：X−4年に慢性心不全急性増悪で入退院を1年に2回繰り返した．9月に心臓再同期療法（両心室ページング）を施行した．
- **X−1年〜X年4月**：この頃より弁膜症，貧血，腎機能障害を併発し，心不全治療に難渋するようになり，輸血や強心薬の持続点滴を併用するようになった．症状は常時NYHA Ⅲ度を呈していた．入退院を4回繰り返し，入院期間も1〜2か月と延長するようになっていた．

(3) 末期心不全に対する治療が奏功しなくなり終末期ケアに移行する時期

- **X年5月（緊急入院）**：前回退院後1か月で，倦怠感（対応については前述のCさんの事例参照）と浮腫 ▶「症状アセスメントと苦痛の緩和―浮腫への対応」参照 のため，治療を希望して再入院した．心不全末期状態でLOSを呈しており，最大の薬物治療と強心薬の持続点滴を実施したが奏功せず，医師は終末期と判断し家族の代理承諾でDNAR（Do Not Attempt Resuscitation；終末期の心肺停止時に心肺蘇生法を行わないこと）の方針となった．

  乏尿が続き，Dさんは内服や処置を拒否するようになった．Dさんは「目が朦朧としてきた．もう終わりだな．これ以上は何もしなくていい．点滴をやめてほしい」と訴え，緩和ケアも望まず，治療を中断し自宅で最期を迎えたいと希望された．Dさん，家族，医師，看護師で倫理調整を行い，強心薬の持続点滴を中止し，看取りの環境調整を整え退院となった． ▶「優先して取り組んだ緩和ケア―患者の意向尊重と治療中止の決断」参照

  Dさんは家族に看取られ，退院1週間後に永眠された．

症状アセスメントと苦痛の緩和―浮腫への対応

Dさんの心不全は，三尖弁閉鎖不全があることで特に右心不全症状を強く呈し，大腿から下腿にかけての圧痕性浮腫 ▶NOTE④参照 と，腸管浮腫から吸収障害を招き食欲低下や腹部膨満感，便秘をきたしていた．さらに低心拍出をきたしていることから，強心薬の持続点滴が開始されたが，治療の反応が乏しく，尿量減少が続いた．そのため，連日体重が

+0.2～1 kgと徐々に増加し，さらに浮腫が増大した．活動性が低下し寝たきりの状態になったことで腰背部にも浮腫が認められた．総蛋白5.8 g/dL，血清アルブミン2.5 g/dL，ヘモグロビン7.8 g/dLと低栄養であり，褥瘡のハイリスク状態にあった．

また，腎機能の悪化やうっ血に伴う肝機能障害などを呈しており，可逆的な要因がないことから終末期の状態にあると考えられた．心不全の浮腫に対する治療は塩分制限と利尿剤が中心となるが，生命を延ばす積極的治療から緩和ケアにシフトしていく必要があると考えた．そこで，浮腫に対し，医師とともに「緩和ケアをふまえた治療内容の検討」を行い，看護チームで「浮腫の症状緩和ケアへの介入」を実施した．

1 緩和ケアをふまえた治療内容の検討

強心薬の持続点滴と利尿剤は，中止によって症状が増悪することがあり，投与による治療が症状緩和にもつながることから継続した．食事がとれていなかったが，補液は浮腫を増大させるため開始しなかった．内服薬に関しては，必要最小限に整理し，内服できない時には中止した．Dさんには浮腫に伴う倦怠感もあったため，治療の指標となる体重測定は週1回に減らした．QOLを重視して塩分制限食を中止し，食べたい時に食べたいものが摂取できるように家族に食べ物の持ち込みを依頼した．

2 浮腫の症状緩和ケア

(1) 全身性浮腫に対するスキンケア

Dさんは慢性の末梢浮腫によって，皮膚が乾燥し脆弱になっていたため，清潔ケアを行うとともに保湿クリームを塗布して皮膚を保護した．その際，下肢浮腫による下肢の倦怠感に対し，マッサージをしながら保湿クリームを塗布すると気持ちよさそうにしていた．

腰背部に浮腫をきたしていることから，エアマットに変更し，寝衣やシーツのしわをなくすようにした．基本的には4時間をこえない範囲で，2人介助で摩擦が生じないように体位変換を行ったが，体位のずれが生じた場合はその都度整え，体動による苦痛が強い時は，グローブを使った背抜きや除圧を行った．

酸素マスクや点滴，膀胱留置カテーテルなどのライン類による医療関連機器圧迫創傷を避けるため，ラインが皮膚に直接当たる部分にクッション性のある創傷被覆・保護剤を用いて固定を工夫した．酸素マスクは，特に鼻骨や耳介に創傷を生じやすいため，その部分も保護した．皮膚の脆弱は，スキン-テア（皮膚裂傷）を起こしやすい．固定テープ類を剥がす時は，剥離剤を使用して愛護的に接した．各シフトや体位変換ごとに発赤していな

心不全の浮腫の特徴と確認方法　NOTE 4

心不全の浮腫は全身性の圧痕性浮腫である．多くは左右対称に現れ，一般的に重力の影響を受けて体の低い部位に起こるため，体位によって浮腫が移動することが特徴である．脛骨前面や踝などの皮下に骨がある部位を母指で10秒程度圧迫した後，表面をなでることで圧痕が残るかを確認する．

いか観察し，褥瘡や皮膚トラブルは生じなかった．

(2) 腸管浮腫に対するケア

腸管浮腫により腹部膨満感の訴えがあり，10日間排便がなかった．腹部X線で便やガス像，腸管のむくみを評価した．腸蠕動を促すために大腸刺激性の下剤を使用し，摘便を行った．腸内ガスを軽減する目的で腹部マッサージや温罨法を行い，腹部膨満感への苦痛の緩和に努めた．

優先して取り組んだ緩和ケア―患者の意向尊重と治療中止の決断

X年5月にDさんは治療を希望して再入院したが，入院後Dさんは，病状が進行していくにつれて内服や治療を拒否するようになり，対応に難渋した病棟看護師から老人看護CNS（以下，CNS）に相談があった．今までの治療経過において，Dさんは納得しないと治療を受け入れなかった．終末期にあることはDさんに伝えられていなかったが，Dさんは死を直感しているのではないか，何か思うことがあるのではないかと考えたCNSは，Dさんの思いを聴くために面談をした．

1 Dさんの意思決定

CNSとの面談のなかでDさんは，「今回は治療を受けたいと思ってやってきた．でも良くなっていない．もう治療をしてほしくない．治療をやめて家に帰りたい．死んでしまうかもしれないことはわかっている」「人生について考えていた．死ぬならすっと死にたい．今までも自分で決めてきた．自分の最期は自分で決めたい．このままじゃ死ぬことも決められない」と話し，点滴をしたまま死を待つのではなく，自然なかたちで自宅で死を迎えたいとの思いがあった．治療中止が死を早めること，苦痛が増す可能性や緩和ケアについて説明を行った．Dさんは身体変化の実感から終末期を認識しており，治療中止が死を早めることは十分理解していた．薬剤を使用する緩和ケアは望んでいなかった．

2 Dさんの意向を尊重するためのCNSの倫理調整

強心薬の中止は死に直結することから，Dさんの意思を尊重するためには倫理調整をしていく必要があったため，CNSが中心となって家族の意思の確認と倫理的な課題の整理，Dさんの意思を尊重するための合意形成を行った．

(1) 家族，医師，看護師の思いを確認する

妻，娘に来院してもらい，Dさんの意向に対するそれぞれの思いを確認した．妻は，「苦しくないようにしてほしい」「本人が希望をもったまま逝ってほしい」と本人の意向に沿いたい思いはあるが，Dさんの突然の意思表示に戸惑っていた．娘も戸惑っていたが，両親（Dさんと妻）の意思を尊重したいと思っていた．

医師は，「終末期の状態だがまだできる治療がある．早く楽になりたいという思いから死を望んでいることも考えられ，苦痛に対しては緩和ケアもある．治療を中止すれば死に至る可能性があり，前例もないため中止できない」と考えていた．一方，看護師は，「Dさんの意向に沿いたいが，強心薬の持続点滴を中止できるのかわからない．自宅での看取

りを叶えてあげたい」との思いがあった．

(2) Dさんにとっての最善は何かをアセスメントし，倫理的課題を整理する

Dさんの予後は数日で，積極的治療をしても回復に向かうことは難しい．低心拍出のため傾眠傾向にあり，今後身体的苦痛が増強する可能性は低い．Dさんは判断能力があるが，意識レベルが低下し始めていることから，早急な決断が求められる．回復の見込めない治療を継続することは，Dさんに精神的苦痛を与え，最期の尊厳を奪うことが考えられる．よって，治療は中止できないとする医師の立場で考える「無危害・与益（善行）」が，Dさんにとっての「無危害・与益（善行）」であるとは言い切れない．そのため，「自律尊重の原則」に基づいて，自然なかたちで死を迎えたいとするDさんの自律的な意思決定が尊重されてもよいのではないかとアセスメントした．一方，家族はDさんの死期が近いことを理解しているが，突然の意思表示に戸惑っている．CNSとDさんの対話から，家族がDさんの強い意思を知ることで，Dさんの意向を尊重できれば，尊厳ある看取りができるのではないかと考えた．また，Dさんの意思を支えるためには，医療チームで検討する必要がある．

(3) 患者の意向を尊重した意思決定を支えるための患者・家族・医療者の合意形成

- **医療チーム（医師・看護師）間の合意を得る**：CNSはDさん，家族の意向を医師に伝え，治療中止は臨床倫理においても反しないこと，ガイドライン ▶NOTE⑤参照 でも述べられていることを話し合い，合意を得た．医師個人のみで中止の決断をするのは心的負担も大きいため，病棟主治医とも共有し，合意を得た．病棟師長や看護スタッフとカンファレンスを開催し，看護師間の合意を得て，看取りの準備や死に向かう患者・家族の支援について話し合った．
- **家族の意思決定を支える**：家族同席のもと，治療を中止したいというDさんの思いを確認した．治療を中止した場合としない場合の益と害について話し，Dさんの意思をCNSが復唱することで相違ないことを確認した．そのうえで，Dさんと家族の話し合いを促して家族の意向を確認し，家族・医師間で治療を中止することの合意を得た．
- **患者・家族・医療者の合意のもと治療を中止**：Dさん，家族，医師，看護師の皆で合意

高齢心不全患者の終末期における治療中止の倫理的妥当性 NOTE ⑤

「高齢心不全患者の治療に関するステートメント」[1)]では，終末期における積極的な治療は生命予後を改善させないばかりでなく，患者自身に苦痛を与え尊厳を奪うこともあり，内服を含め従来のガイドライン推奨治療がQOLを損なう場合，中止することは倫理的に妥当であることを述べている．そして，医療・ケア行為の中止は，本人の意思決定を基本として，医療・ケアチームによって，医学的妥当性と適切性を基に慎重に判断し，チームでの合意を得ることが必要である[2)]．

を得て，家族が見守るなか，看護師同席のもと医師が強心薬の持続点滴を中止した．Dさんは少しずつ意識レベルが低下したが，苦痛の増強もなく，家族との時間を過ごした．

(4) 看取りの調整

Dさん，家族の望む看取りの療養環境を整えるため，早急に退院調整看護師，地域と連携して，訪問診療，訪問看護を導入した．看取りまでにDさんに起こりうる変化を家族に説明し，残された時間を家族にとっても悔いがないように，Dさんに寄り添えるように支援した．移動中の急変のリスクもあることから，強心薬を中止した同日に，介護タクシーで退院し，往診医，訪問看護師が訪問できるように調整した．Dさんは，「無理かと思ったけど希望を叶えてもらえてよかった」と感謝を述べた．Dさんは自宅で家族と一緒に遺影や装束を選び，1週間後に家族に看取られて永眠した．後日，妻から「最期までDさんらしく過ごせた．自宅で看取りができて本人も自分たちも満足している」と電話で報告があった．

おわりに

心不全における終末期は，予後の不確かさやコミュニケーションの困難さから，医師が本人に告知や意思確認を行っていないケースも少なくない．しかし，高齢者は老年期の発達課題に直面して，告知がなくとも自身の終焉を考えている[3]．本事例においても，DNARは家族の代理受諾で本人の意思を確認していなかったが，Dさんは終焉を予測し意思決定できていた．本人の意思が尊重されるように，終末期の意思決定支援の体制を整えていくことが重要である．

Dさんの事例では，強心薬を中止する段階で意識レベルが低下してきており，呼吸困難の増強はなかったが，強心薬の持続的投与によって心機能を維持している場合，中止することで急性に症状が増悪する可能性があること，緩和ケアをともに行っていくことを念頭においておくべきである．

■ 文献

1) 日本心不全学会ガイドライン委員会編集：高齢心不全患者の治療に関するステートメント．2016. http://www.asas.or.jp/jhfs/pdf/Statement_HeartFailurel.pdf（2021/2/1閲覧）
2) 厚生労働省：人生の最終段階における医療・ケアの決定プロセスに関するガイドライン．2018. https://www.mhlw.go.jp/file/04-Houdouhappyou-10802000-Iseikyoku-Shidouka/0000197701.pdf（2021/2/1閲覧）
3) 蛯名由加里，小山幸代：慢性心不全を抱える高齢者の入院を繰り返す過程における体験．日本循環器看護学会誌，13(1)：28-36，2017.
4) 日本循環器学会，日本心不全学会：急性・慢性心不全診療ガイドライン（2017年改訂版）．2018. https://www.j-irc.or.jp/old/guideline/pdf/JCS2017_tsutsui_h.pdf（2021/2/1閲覧）
5) 眞茅みゆき編集：早期から始める心不全のトータルケア　長期の療養を支え，最期までQOLを維持するための看護．看護技術，64（12；増刊号），2018.

3 慢性閉塞性肺疾患（COPD）

1 療養過程と緩和ケアの特徴

COPDとは

慢性閉塞性肺疾患（Chronic Obstructive Pulmonary Disease；COPD）はタバコ煙を主とする有害物質を長期に吸入曝露することなどにより生ずる肺疾患であり，呼吸機能検査で気流閉塞を示す．気流閉塞は，末梢気道病変と気腫性病変がさまざまな割合で複合的に関与して起こる．臨床的には徐々に進行する労作時の呼吸困難や慢性の咳・痰を示すが，これらの症状に乏しいこともある[1)]．日本での推定罹患者数は500万人以上とされるが，実際に適切な診断や治療を受けている人は1割未満とされ，息切れや慢性的な咳があっても病識がなく，喫煙を続けて重症化して受診するケースが多い[1)]．受診のきっかけは，日常生活に支障をきたすような呼吸困難を自覚した時で，ほとんどの患者が10年以上の喫煙歴があり，禁煙指導から介入を始める．

COPDでは，喫煙や加齢に伴う全身併存症（骨格筋機能障害，栄養障害，心・血管疾患，糖尿病，骨粗鬆症，抑うつなど）が多くみられる．また，COPD自体が肺のみならず全身へ影響し併存症を誘発すると考えられることから，COPDは全身性疾患としてとらえられている[1)]．COPDの併存症はQOLや予後に影響を及ぼすため，COPDの治療においては併存症を含めた包括的な重症度の評価と管理が重要である．COPDガイドライン[1)]では，治療管理目標を①病状およびQOLの改善，②運動耐容能と身体活動性の向上および維持，③増悪の予防，④全身併存症および肺合併症の予防・診断・治療とし，この管理目標の達成は，COPDの疾患の進行抑制や生命予後の改善にもつながるとしている．

COPDは徐々に肺の機能低下が進行する慢性的な経過をたどる疾患であるが，急性増悪をきっかけに重症化し終末期に至る場合があるため，予後予測が難しい疾患といえる．急性増悪時には呼吸器管理が必要となることや高流量の酸素投与によりCO_2ナルコーシスのリスクも高まることから，著しく意思決定能力が低下する．そのため，COPD患者には，病状が安定し判断能力が低下していない時期，すなわち診断された早い時期から，患者の治療や療養の希望，価値観や信念などを聞く機会を設け，患者・家族が将来を見据えて療養過程を考えられるよう促すことが大切であり，患者・家族の意思が最後まで尊重され自律が損なわれないためにも，アドバンス・ケア・プランニング（ACP）の実践が推奨される．

療養過程と各時期における特徴的な緩和ケア

COPD患者の療養過程を，「診断期から安定期」「増悪期」「終末期」に分けて，特徴的な緩和ケアについて述べる．

1 診断期から安定期
―増悪の予防と身体状況に合わせたライフスタイルを獲得する時期

この時期には，呼吸困難や咳・痰など自覚症状に合わせて，症状を緩和する薬物療法（気管支拡張薬・鎮咳薬など）や酸素投与〔在宅酸素療法（home oxygen therapy；HOT）を含む〕，併存症の予防やADLの維持・向上のための禁煙指導，栄養状態の管理，呼吸リハビリテーションなどの非薬物療法が行われる．さらに，風邪やインフルエンザ感染をきっかけに症状が急激に増悪することがあるため，ワクチン接種（インフルエンザ・肺炎球菌）も推奨される（図3-3-1）．

患者は病気を認識し，慢性的な経過のなかで進行・変化する呼吸機能や身体症状に合わせて，自ら新たなライフスタイルを獲得する必要がある．そのため，看護師は継続的に患者を支援する姿勢を心がけ，適宜患者の身体状況や生活状況を確認して適切な情報提供や生活指導が提供できるように，医師，理学療法士，管理栄養士など専門的な人材への橋渡

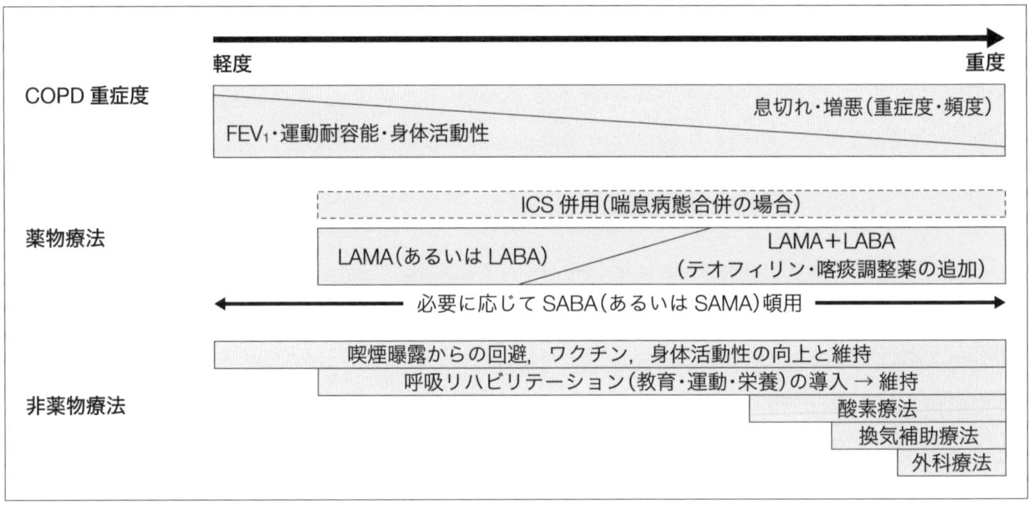

図3-3-1　安定期COPDの重症度に応じた管理

SABA：短時間作用性β_2刺激薬，SAMA：短時間作用性抗コリン薬，LABA：長時間作用性β_2刺激薬，LAMA：長時間作用性抗コリン薬，ICS：吸入ステロイド薬．

- COPDの重症度はFEV_1の低下程度（病期）のみならず運動耐容能や身体活動性の障害程度，さらに息切れの強度や増悪の頻度と重症度を加算し総合的に判断する．
- 通常，COPDが重症化するにしたがいFEV_1・運動耐容能・身体活動性が低下し，息切れの増加，増悪の頻回化を認めるが，FEV_1と他の因子の程度に乖離がみられる場合は，心疾患などの併存症の存在に注意を要する．
- 治療は薬物療法と非薬物療法を行う．薬物療法では，単剤で不十分な場合はLAMA，LABA併用（LAMA/LABA配合薬の使用も可）とする．
- 喘息病態の合併が考えられる場合はICSを併用するが，LABA/ICS配合薬も可．

〔日本呼吸器学会：COPD（慢性閉塞性肺疾患）診断と治療のためのガイドライン2018．第5版，p.88，日本呼吸器学会，メディカルレビュー社，2018[1]より許諾を得て転載〕

し役となることが重要である.

2 増悪期―生命の危機に脅かされる体験をする時期

COPDの増悪時は，息切れの増加，咳や痰の増加，胸部不快感・違和感の出現あるいは増強を認める．これらに対して十分な薬物療法や酸素療法を行っても呼吸状態が改善しない場合には換気補助療法の適応となるため，増悪期は全身管理が必要な時期といえる．

増悪期の患者は，呼吸困難や咳・痰などの増悪により身体的な苦痛が増強する．症状を緩和するために薬物療法（気管支拡張薬，コルチコステロイド，抗菌薬）や酸素投与に加えて，安楽な体位の工夫（ポジショニング），呼吸法（口すぼめ・腹式呼吸）や体動に合わせた呼吸を促し，効率良く酸素を取り込めるようにする．また，痰の分泌による気道閉塞も呼吸困難の増悪要因となるため，体位ドレナージや吸引，自己排痰法などによる痰の喀出も苦痛緩和に重要である．

薬物療法や酸素投与を行っても呼吸状態が改善しない場合は，非侵襲的陽圧換気療法（Noninvasive Positive Pressure Ventilation；NPPV），侵襲的陽圧換気療法〔気管内挿管下に行う人工呼吸（Invasive Positive Pressure Ventilation；IPPV）〕，高流量鼻カニュラ酸素療法（High-Flow Nasal Cannula；HFNC）などの適応となる．患者への侵襲が低いNPPVを第一選択とする場合が多いが[*1]，誤嚥がある場合や気道分泌物の喀出が困難で気道確保が優先される場合にはIPPVを行う[1)]．いずれの方法を選択しても，換気補助療法は，挿管やマスク装着による拘束感や圧迫感など苦痛を伴うものであるため，治療の説明を十分に行い，患者・家族の意思が尊重されるように意思決定支援が重要である．

増悪期は身体的苦痛の増強に加え，不安や恐怖，酸素投与や換気補助療法などによる拘束感，低酸素血症やCO_2ナルコーシス症の出現，ステロイド使用などによる薬剤の影響など，せん妄を起こすリスクが高まるため，せん妄予防は重要である．さらに，この時期に患者が体感する息切れや窒息感は，「呼吸ができない＝死」をイメージさせ，恐怖や不安の出現，時にはパニックを起こしたり，増悪時の経験が恐怖体験として残り，身体症状が改善しても患者を苦しめることがある．看護師は，患者の思いを傾聴し，苦しみに共感する姿勢を心がける．また，呼吸困難が強い時や換気補助療法を行っている場合は，コミュニケーションがとりにくくなるため，コミュニケーション方法を工夫し，寄り添うことやタッチングなど安心感を与える姿勢が重要である．

3 終末期

COPDは予後予測が難しいとされているが，急性増悪と安定期を繰り返しながら徐々に身体機能が低下していき，急性増悪を繰り返すほど予後は不良である．急性増悪の治療を行っても回復が見込めず終末期に移行する場合もあるため，入院治療が必要な急性増悪時には終末期も見据えた援助が必要と考える．

＊1　NPPV：侵襲的な気管挿管や気管切開をせず，マスクを使用して一定の圧や決められた量の空気を肺に送る換気の補助システムである．NPPVでは，気管チューブが不要な代わりにマスクによる換気を行うため，このマスクが患者にとっては閉塞感や圧迫感となり，不快症状となる場合も少なくない．

進行したCOPDでは，呼吸困難（90～95％），倦怠感（68～80％），食欲不振（35～67％），うつ状態（37～71％），不眠（55～65％）などさまざまな症状をきたす．なかでも，呼吸困難は他の非がん疾患と比較しても苦痛が強いとされている[2)]．このような多様な症状に対して，安定期，増悪期で述べた薬物療法，酸素療法，非薬物療法を十分に行っても苦痛緩和が認められない時は，モルヒネやベンゾジアゼピンの使用による鎮静の検討が必要である．低用量のオピオイドは死亡率と相関しない[3)]こともわかっており，患者の苦痛について医師と情報共有しながら使用薬剤の検討を行っていく．また，患者・家族には薬剤による影響を十分説明するとともに，鎮静が開始された後も患者の意思は尊重され，援助も保証されることを伝えるなど，家族の精神面への援助も重要である．

おわりに

このように，COPDは特に増悪期において身体的苦痛，換気補助療法などによる拘束感が増強し，呼吸の苦しさが死を連想させ，不安や恐怖が高まる．また，急性増悪を繰り返しながら徐々に臓器機能低下が進行し死に至る軌跡をたどるため，急性増悪か終末期かの判断が難しい点もCOPDの特徴といえるだろう．

次項以降では，呼吸補助療法による苦痛を抱えるEさん，症状の進行に伴い不安が増強したFさんの事例を通してCOPDの緩和ケアの実際を紹介する．

文献

1）日本呼吸器学会：COPD（慢性閉塞性肺疾患）診断と治療のためのガイドライン2018．第5版，日本呼吸器学会，メディカルレビュー社，2018．

2）Solano JP, Gomes B, Higginson IJ, et al：A comparison of symptom prevalence in far advanced cancer, AIDS, heart disease, chronic obstructive pulmonary disease and renal disease. J Pain Symptom Manage, 31（1）：58-69, 2006.

3）Heffner JE, Fahy B, Hilling L, et al：Outcomes of advance directive education of pulmonary rehabilitation patients. Am J Respir Crit Care Med, 155（3）：1055-1059, 1997.

4）日本緩和医療学会：専門家をめざす人のための緩和医療学．改訂第2版，南江堂，2019．

5）津田　徹，平原佐斗司編：非がん性呼吸器疾患の緩和ケア　全ての人にエンドオブライフケアの光を！南山堂，2017．

6）GOLD日本委員会：COPD情報サイト．http://www.gold-jac.jp/（2021/2/1閲覧）

② 事例――呼吸補助療法による苦痛を抱えるEさん

患者概要と療養過程

1 患者概要

Eさん，60歳代男性，無職．妻と2人暮らし．長女・長男は既婚．肺気腫の既往あり．

2 療養過程

(1) 診断期から安定期

- **X−11年8月**：約7年前から呼吸困難を自覚し近くのクリニックで加療していたが，症状が改善しないため病院を受診した．呼吸機能検査で高度な呼吸機能の低下を認め，COPDと診断され外来通院を開始した．診断後から禁煙はできていた．
- **X−6年1月**：労作時の呼吸困難に対して内服によるステロイド治療を開始し，呼吸状態は改善した．定期受診行動はとれていた．
- **X−5年2月**：肺炎のため入院し，ステロイド剤を増量したが呼吸機能の低下を認めたため在宅酸素療法（以下，HOT）導入となった（労作時2 L/分吸入）．

(2) 入退院を繰り返す増悪期

- **X−3年1月**：呼吸困難増強のため受診し，Ⅱ度の右気胸と診断され緊急入院となった．胸腔ドレナージを行い気胸は改善したが，呼吸機能の低下によりHOT安静時2 L/分，労作時5～6 L/分へ増量となった．自宅での入浴は妻に援助してもらうなど一部介護が必要な状態で退院となった．
- **X−1年4月**：COPD急性増悪のため緊急入院となる．喀痰塗抹検査でガフキー2号陽性となったが，非結核性抗酸菌症と診断された．入退院を繰り返すなかで，呼吸状態が悪化しているという病識は得られていた．介護保険サービスの利用を提案し，要介護4認定，訪問看護を導入し自宅退院となった．再発予防のため呼吸リハビリ方法を指導し，自宅でも継続していた．

(3) 終末期

- **X年6月**：X−1年6月頃に本人の希望で訪問看護を中止し，その後は妻の介護で生活していたが，COPD急性増悪・CO_2ナルコーシスのため緊急入院となる．Eさんは以前，妻に延命治療はしないと話していたためNPPVが選択された．PCO_2の改善に伴い，EさんのNPPVマスクに対する苦痛は増強した．Eさんの状況を医師と呼吸サポートチーム（Respiratory Support Team；RST）が共有し，NPPV離脱時間を設けることにしたが，Eさんの苦痛は徐々に増強した． ▶「症状アセスメントと苦痛の緩和―呼吸困難への対応」参照
  Eさんが妻に思いを表出できる場を設け，Eさんは「自分の命は8割方終わりに近づいている．楽に死にたい」と語ったが，妻は治療を継続してほしいとの思いがあり，戸惑っている様子であった．看護師はEさん・家族・医療チームの目標を確認し共有する必要

があると考えたためカンファレンスを行い，Eさんと家族の思いを傾聴し，互いの気持ちが整理できるように支援していくことを目標とした．家族が看護師らと一緒にリハビリやケアを行うことで，家族も苦痛症状の緩和を大切に考えるようになった．

▶「優先して取り組んだ緩和ケアー1．患者と家族の意思決定支援」参照

Eさんの願いはNPPVを外すことであったが，家族は状態悪化を懸念し決断できず，Eさんの苦痛と治療の狭間で葛藤されていた．そのため，再度病棟内でカンファレンスを行い，Eさんと家族の意思決定を支援していくことを目標とした．その結果NPPVを使用しない方針となり，Eさんのストレス・苦痛は軽減された．一方で，徐々に全身状態が悪化していくEさんを見守る家族は，「決断が正しかったのかわからない」と苦悩を抱えていたが，そのような家族の思いを傾聴し，かかわり続けることで，家族は「これでよかった」と認識することができた． ▶「優先して取り組んだ緩和ケアー2．家族支援」参照

入院から2か月後，家族に見守られながらEさんは永眠された．

症状アセスメントと苦痛の緩和─呼吸困難への対応

終末期に緊急入院したEさんは，COPDの急性増悪によって呼吸性アシドーシスをきたし，Ⅱ型呼吸不全（換気不全）＊2の状態であった．陽圧換気による治療が必要と診断され，EさんはNPPVを選択した．NPPV装着時と離脱時の酸素飽和度を確認し，呼吸管理を開始したが，呼吸困難感は改善しなかった．その要因は，NPPVマスクの閉塞感に伴う苦痛症状によるものとアセスメントできた．つまり，EさんはNPPV離脱時に酸素飽和度が低下したが，呼吸困難感の自覚が乏しく，不可逆的な肺胞機能の低下によって呼吸困難感の感受性が低下していると考えられた．NPPVマスクが苦痛となっていたEさんはマスクを完全に外すことを希望していた．しかし，Eさんの状態でのNPPV離脱は，二酸化炭素が蓄積し，酸素飽和度の低下を招くだけでなく，低酸素化における意識レベルの低下，せん妄，および全身状態悪化のリスクが高まると予測された．

NPPVマスクによるEさんの苦痛の軽減を目指すためには，適切な酸素化を図る必要があると考えた看護師はまず，医師，呼吸サポートチーム（RST） ▶NOTE⑥参照，理学療法士の多職種カンファレンスを開催し，「EさんのNPPVマスクによる苦痛と早期に離脱したいという希望」を共有し，呼吸管理に取り組んだ．

1 NPPV装着時・離脱時の苦痛の緩和

- **NPPVマスクのフィッティング**：バンドをきつく締めすぎないよう注意し，バンドやマスクの下に創傷被覆・保護剤を貼付することで圧迫感の軽減，褥瘡予防を行った．加湿によりマスク内に水滴が溜まると暑さや閉塞感を感じやすかったため，水滴が溜まらな

＊2 **換気不全**：呼吸運動を担う筋の筋力または活動によってもはや呼吸負荷を支えられない時に生じるPCO_2の上昇（高炭酸ガス血症）[1]である．COPDは長い期間を経て徐々に肺胞機能が低下していく不可逆的な疾患であり，終末期のCOPD患者に関しては，倦怠感とせん妄を予防するためにも呼吸困難の改善が必要である．

呼吸サポートチームの役割　NOTE 6

呼吸サポートチーム（Respiratory Support Team；RST）とは，医師・看護師・理学療法士・臨床工学技士で構成され，人工呼吸器装着患者を安全かつ適切に管理し離脱への援助をするチームである．2010年に新設された呼吸ケアチーム加算により，RSTの活動は診療報酬上も評価されている．当院においても，人工呼吸器装着患者だけでなく，呼吸療法全般の診療・ケアについて毎日回診を行っている．また，当院のRSTは，Rapid Response Team（RRT）を兼ねており，バイタルサインなどの要請基準に該当した時に起動し，重症化が懸念される症例の把握，重症化をくい止められるよう，主科，病棟看護師，他チームと連携しながら，当院の理念である「患者中心の医療」と「ともに創り出す医療」を目指して活動している．

いようこまめな拭き上げを行った．装着方法をEさんの症状に合わせて検討・調整し，呼吸困難感・閉塞感などの苦痛症状を緩和することができた．

- **NPPV離脱時の苦痛緩和**：意識レベルの変化や酸素飽和度に注意しながら，Eさんの状態に合わせて口すぼめ呼吸・呼気同調動作（呼気時に労作/吸気時は休む），呼吸補助などの呼吸リハビリや排痰援助を行った．また，Eさんは閉塞性障害により気道内圧が上昇していたため気道抵抗を低下させる必要があった．侵襲的な吸引によるEさんの苦痛を考慮し，多職種で検討し合い，苦痛緩和のために吸引回数を減らした．これらにより，呼吸困難感の持続時間の軽減につながった．

2 日常生活の援助

- **清潔**：Eさんは終末期で唾液分泌が低下していたほか，NPPVによる陽圧換気から口腔内が乾燥しやすい状況にあった．そのため，口腔ケア前に保湿スプレーを使用し，口腔内を浸潤環境に保つことで痰や舌苔を取り除きやすくした．口腔ケアは，口腔トラブルの発生や肺炎を予防するため毎日行う必要があり，あらかじめ口腔内を浸潤環境に保つことは短時間で効果的な口腔ケアを行うためのポイントである．また，清拭や更衣は上下半身を別日に行うなど，ケアをできるだけ短時間で行えるように工夫したところ，清拭・更衣時のEさんの呼吸困難感・疲労感が軽減し，爽快感を得ることができた．
- **栄養**：呼吸困難・倦怠感により，決められた時間での食事は困難であると判断し，Eさんが食べたいものを家族に持参してもらい，好きなものを好きな時間に食べられるよう援助した．時間を決めないことで食事を苦痛と感じることを予防し，食事行為による呼吸困難が増強することなく過ごすことができた．
- **活動と休息のバランス**：Eさんは病状の進行に伴い倦怠感が増強したため，Eさんの安楽な体位を積極的に取り入れ，十分な休息時間を確保した．ケアは一度に行うと呼吸困難を招き倦怠感が増強するため，一連のケアを分割し時間をあけて行うなどEさんの状況に合わせて実施した．理学療法士は，Eさんの呼吸困難感や倦怠感に合わせたリハビリ内容を検討し，QOLの観点から毎日短時間でもリハビリができるよう取り組んだ．

優先して取り組んだ緩和ケア―患者と家族の意思決定支援・家族支援

Eさんは「妻のために長生きしたい」という思いでNPPVによる治療に専念していたが，「自分の命は8割方終わりに近づいている．楽に死にたい」という思いを抱いていた（実は非結核性抗酸菌症の診断を受けた時から，Eさんは自身の余命の覚悟をしていた）．治療の中断によって自身の予後が悪化しかねないことをEさんは理解していたが，呼吸困難感が続き，苦痛が耐えがたいものとなるにつれて，治療よりも苦痛の緩和を優先したいという思いが強くなっていった．この時期，マスクによる閉塞感は緩和したものの酸素化は不十分で，NPPV離脱については，医療チームのなかで「呼吸を保つためにNPPVは不可欠であり，それがEさんを助けることにつながる」という思いと，「苦痛を強いてまで治療を行うことが本当にEさんのためなのだろうか」という葛藤が生じており，治療当初目指した方針を再度医療チーム間で見直す必然性が生じた．多職種カンファレンスで，医師は「酸素飽和度のデータから，NPPV完全離脱は困難」との医学的見解を示し，看護師は「Eさんの希望はNPPVを外すことであるが，家族は病状が悪化するなら離脱してほしくないと考えている」とEさんと家族間で思いの相違がある状況に心をくだいていた．理学療法士は「リハビリ意欲も低下し，生きる活力が見出せていない」とEさんの様子を心配し，RSTスタッフは「呼吸状態的にはNPPVを継続したほうがよいが，予後を考慮するとそれが正解とは限らない」と，与益（善行）の原則*3（生存期間の延長vs QOL低下）を提示した．妻もまた，Eさんの苦痛と治療の狭間で気持ちが揺れ動いていたため，患者・家族の意向を第一に考えて決定することにし，その調整役割を看護師が担うことになった．

1 患者と家族の意思決定支援

Eさんの担当看護師（経験5年目：クリニカルラダーII）は，家族とも関係性が築けており，NPPV離脱を希望するEさんと，「治療を継続して自宅に帰ってきてほしい」という願いを抱く妻との狭間で，対応への困難感を抱いていた．しかし，Eさんの持続する苦痛から，妻にも迷いが生じていたため，多職種カンファレンスで検討し，両者の今の気持ちを確認することにした．また，Eさんとその家族への対応は，担当看護師に一任するのではなく，看護チームで役割分担をして取り組むこととなった．リーダー看護師は多職種の連絡・調整，担当看護師はEさんの思いの再確認を行い，家族の思いについてはより平静な視点でかかわることができる別の看護師が確認することとした．そして他の看護師は，日々のケアで患者・家族の気持ちに寄り添い，「思いを表出した場面に遭遇したら記録に残す」ことを共通認識とした．

*3 与益（善行；beneficence）の原則：患者とその家族にできるだけ害を与えず，利益となるように，生物学的な側面のみならず生活（人生）全体を視野に入れて，最善と考えられる行動をとること．

2 家族支援

Eさんはこれまで自分自身で意思決定をしてきた方で，NPPV離脱の願いは変わらなかった．妻ら家族は，「2週間後に完成する自宅を見せてあげたい」という思いで一時退院を希望していたが，Eさんにはその意欲がなかった．家族間でのすれ違いも生じていたため，家族間で話し合う機会が必要と考えた．また，家族がケアに参加できるよう調整し，家族がEさんの状況を理解し，Eさんの「NPPVを外したい」という希望を受け止められるよう支援した．そして，家族が看護師らと一緒にケアを行うことで，無力感が生じることのないように配慮した．具体的なケアとしては，（看護師が呼吸補助を行いながら）食べ物を口に運んでもらう，うがいの水を口に運んでもらう，温かいタオルで洗面をしてもらう，着替えを一緒に行うなどであった．なかでも，手浴はEさんの心地良さが顕著で，「ありがとう，気持ちいいよ」と家族に感謝を述べていた．家族は，Eさんが安楽に過ごせることへの安堵感を表出されることが増えていった．また，Eさんの援助をともにする過程で，「苦しさをどうにかしてあげたい」という思いが強くなり，「マスクを外すべきか」と葛藤を表出された．そこで，「Eさんの意向を尊重してもよいのではないか」という医療チームとしての見解を提示した．その結果，家族は苦痛を緩和するためにNPPVを外すというEさんの希望を尊重し，NPPVを離脱した．

離脱後のEさんは，家族に日常生活のケアを手伝ってもらうなかで，感謝の言葉をより多く表出するようになった．「苦しくないよ．今のほうが楽でいいね」と安楽に過ごすことができ，その言動を受けて家族も安心して過ごされていた．

しかし，Eさんの状態が悪化すると，家族には「自分たちの判断は間違っていたのではないか」との葛藤が生じた．覚悟を決めていた家族も，看取り期が訪れると動揺し，自分たちの決断を悔やむ言葉や流涙する場面がみられるようになった．病棟スタッフは，あらかじめこのような家族の反応を予測し，動揺する家族へ肯定的にかかわれるよう事前に以下の点について情報共有し，家族が状況を肯定的に受け止められるよう支援した．

- Eさんは（意識がなく）苦痛を感じていないこと
- NPPVを外して楽になること＝意識が低下することをEさんも理解していたこと
- 楽になることがEさんの望みだったこと
- 家族がEさんの希望を尊重したことでEさんが安楽に過ごせていること
- 家族が一緒にケアを行うことでEさんの安楽につながっていること

このように，家族の予期悲嘆に対応することで，動揺していた家族も「これでよかった」という思いを抱くことができ，穏やかに最期を迎えることができた．

おわりに

COPD終末期患者では，治療の選択とともに患者の苦痛の緩和を焦点に症状コントロールを図る必要がある．その際，何がその人にとって最善の選択かを与益（善行）の原則から検討することも重要な視点といえる．身体症状を含めた包括的なアセスメントをもとに，チームが連携し患者を中心にかかわり続けることが重要である．

COPD終末期における患者の意思決定支援のためには，患者の思いに耳を傾け，患者を一人の人として理解しようとする姿勢が大切である．また，患者が最期までその人らしく過ごせるように生活援助をしていくことは，患者だけでなく，残される家族の支援にもつながる．患者を中心としたケアを行う過程が，家族にとってのグリーフケアにもつながることを念頭に，残された時間を全うできるよう患者・家族とかかわることが大切である．

文献

1）MSD：MSDマニュアルプロフェッショナル版．https://www.msdmanuals.com/ja-jp/プロフェッショナル（2021/2/1閲覧）
2）日本緩和医療学会：専門家をめざす人のための緩和医療学．南江堂，2016．
3）臨床倫理ネットワーク日本：臨床倫理プロジェクト．http://clinicalethics.ne.jp/cleth-prj/（2021/2/1閲覧）

3 事例——症状の進行に伴い不安が増強したFさん

患者概要と療養過程

1 患者概要

Fさん，60歳代男性，自営業．子どもはおらず，妻（50歳代）と2人暮らし．妻は会社員で管理職をしている．2型糖尿病（内服治療）の既往がある．

2 療養過程

（1）診断期から安定期

- **X−4年6月**：咳嗽が続いたため近医を受診したところCOPDと診断され，紹介された病院に通院していた．診断をきっかけに，生活指導によって40年以上という長年の喫煙を止めることになった．
- **X年3月**：労作時の呼吸困難を認め，加療目的で緊急入院となった．呼吸状態が不良であったためHOTを導入（安静時2 L/分，労作時3 L/分）し，Fさんと妻へ指導を行い退院となった．

（2）増悪期

- **X年6月〜7月**：労作時の呼吸困難を認め，緊急入院となった．精査の結果，COPDの悪化に伴い肺性心も併発していたが，循環器内科からは積極的な治療は困難と判断された．間質性肺炎も重なり，ステロイド療法を行い，酸素量の調整と運動療法が導入された．Fさんは酸素を吸入（安静時4 L/分，労作時6 L/分）しながらベッドからトイレまでの5 m程度の歩行で，SpO_2値90％半ばで推移できるようになった．食事の摂取量は低下し，悪液質を呈していた．
- **X年7月**：Fさんは退院を目指していたが，地域カンファレンスの翌日，麻痺性イレウスを発症した．腸蠕動亢進剤の投与，胃管カテーテルによる減圧，下剤による排便コントロールを行ったが，不応性の悪液質に移行した．

▶「症状アセスメントと苦痛の緩和—悪液質への対応」参照

Fさんは，労作時の呼吸困難による不安が増すとたびたび過呼吸を起こし，「こんなだったら死んでしまいたい」と看護師に訴えるようになった．すぐにリエゾンに相談したが，切迫感はないということで，呼吸困難の緩和に努め，支持的な態度で接することとなった．

しかし，Fさんは不安が強くなると看護師に当たることが多く，きつい言葉を発する場面もあった．そのため，看護師によってはFさんのそばに行くことを躊躇し，かかわりにくさを感じるようになった．

▶「優先して取り組んだ緩和ケア—不安・パニックがみられる患者への対応に困難感をもつ看護師へのケア」参照

(3) 終末期

- **X年8月～9月**：過呼吸を繰り返していたFさんは換気不全が助長され，意識も混濁してきたため，NPPV装着について妻にインフォームド・コンセントがなされた．最終的には妻が，夫であるFさんの希望を代弁し，酸素吸入と医療用麻薬による緩和ケアを選択された．咳嗽によってFさんの呼吸困難が増強した時には，モルヒネ注5 mgを投与することで症状が緩和した．最期の数日間は妻が付き添い，Fさんの呼吸状態は徐々に悪化して永眠された．

症状アセスメントと苦痛の緩和—悪液質への対応

麻痺性イレウスを発症する前のX年6月のFさん（身長171.0 cm）は，体重減少が著しく〔2週間で57.0 kg→52.0 kg（－5 kg）〕，体格指数（Body Mass Index；BMI）は17.8であった．生化学データ（ヘモグロビン13.0～14.5 g/dL，アルブミン2.8～3.2 g/dL，C反応性蛋白0.9～3.0 mg/dL）も，不応性悪液質へ移行していることを示す所見であった．そこで，不応性悪液質の標準対応〔CHAPTER 2-5）参照〕に沿って，多職種連携による「症状緩和」「心理社会的サポート」「倫理的検討」「栄養サポート」を実施した．▶NOTE⑦参照

1 症状緩和

Fさんの酸素療法の指示は，徐々に増量して安静時4 L/分，食事時8 L/分，労作時10～12 L/分であった．トイレまでの5 mの歩行も困難となり，リハビリ以外は自ら離床することはなく，ほぼベッド上で過ごしていた．FさんはSpO_2モニターを片時も離さず，トイレから戻って呼吸困難感が出現するとモニターを確認し，SpO_2が低値（80％台前半）を示すと焦りと不安で過呼吸となり，効果的なガス交換ができず，さらに呼吸困難感が増強し，パニック症状を呈した．また，食事摂取量や活動の低下に伴って便秘傾向になるという悪循環の状態となり，緩下剤でのコントロールが必要となった．

不安による呼吸困難が出現した時は，看護師が支持的な声かけとタッチングをしながら寄り添い，20分前後で症状は緩和できた．過呼吸が改善しない時は，Fさんの胸郭に両手

当院における不応性悪液質への標準対応 NOTE 7

COPDの治療管理目標は，ガイドラインの上位に，①病状およびQOLの改善，②運動耐容能と身体活動性の向上および維持〔CHAPTER 3-3)-①参照〕があげられており，運動療法と栄養改善が重要である．そこで，当呼吸器センターでは，医師，看護師に加え，理学・作業療法士，管理栄養士，担当薬剤師が連携し，不応性悪液質に対し以下のような介入を行っている．

- **平日朝：**運動療法導入患者を対象に，リーダー看護師と理学・作業療法士がミーティングを行い，①患者のADLの目標設定，②患者の病状とADLおよび運動療法中の患者反応の情報共有を行い，そのうえで運動療法を実施している．
- **週1回：**栄養サポートカンファレンス（医師，病棟看護師，管理栄養士は毎週，薬剤師は月1回参加）で，全患者の栄養に関するデータ（体重，BMI，食種と摂取状況および持込食の有無，輸液の有無と内容，生化学データ）を一覧で確認し，悪液質傾向の患者に対する支援について意見交換している．

を当て，穏やかな口調で「吸って，吐いて」と声をかけ，口すぼめ呼吸を促して呼吸介助を行うことで改善できた．しかし，若手看護師など，Fさんが呼吸介助のスキルがないと判断した看護師には，「あなたは嫌だ，来ないで」「(呼吸介助が) 下手くそ」など，対応する看護師によってFさんの態度に差がみられるようになったため，看護チームとしての対応が必要となった．

2 心理社会的サポート

Fさんは夫婦2人暮らしであり，キーパーソンの妻はFさんにとっての大切な支えであった．妻は多忙な仕事の合間をぬって連日面会に訪れていたため，Fさんとの時間をゆっくりとれるように，検温や清潔援助の時間を避けて2人で過ごせる環境を整えた．

また，Fさんの運動療法のメニューはベッド上でも行える筋力増強運動（下肢伸展挙上運動10回，膝伸ばし10回）であり，調子がよければ車いす移乗などを行い，「今日は車いすに乗れたな」と笑顔が見られることもあった ▶NOTE⑧参照．そこで，理学療法士と協働し，病棟内でできる専用のメニューを作成し，看護師が運動療法を継続した．

3 倫理的検討

過呼吸を繰り返していたFさんは，呼吸筋の疲労からか換気不全が助長されていた．NPPV装着によるメリット (呼吸不全の改善)・デメリット (NPPVマスク装着による苦痛) を医療チームで検討し，妻にインフォームド・コンセントを行った．夫であるFさんが「苦しいのは嫌だ」と訴えていたことから，NPPVのマスク装着は夫にとって苦痛になると判断し，酸素吸入と医療用麻薬による緩和ケアを選択された．

4 栄養サポート

イレウス発症前のFさんの食種は，既往に糖尿病があるため糖尿病食の軟菜1,900 kcalを設定していた．栄養士がFさんと面談し，「カロリーを高めに設定することで品数を増やし楽しみも味わえる」，「軟菜とすることで，咀嚼が少なくて呼吸に負担がかからない」ことから設定された食種であった▶NOTE⑨参照．また，いつでも摂取できるように口にしやすい栄養補助食品をつけるなど，カロリー摂取量を高める工夫をした．Fさんの希望を取り入れたことで，毎回摂取に1時間以上かけながら8～9割を摂取することができ，栄養状態（BMI：19.4）を維持していた．酸素流量8 L/分で吸入しながら摂取し，SpO_2値が70～80％前半台へ低下することも多かった．Fさんは，低下するSpO_2値を見て食事する手を止め，SpO_2値が88～90％台へ上昇するのを待つので，「ごはんを食べることは好きだけど，疲れる」と話されていた．

イレウスは10日程度で改善し，食事が減量で再開された（糖尿病食の軟菜1,900 kcal→1,500 kcal）．発症前は8～9割であった摂取量が3～5割に減少したので，呼吸循環におけるエネルギー消費を考慮し，必要時末梢静脈栄養輸液剤500 mL/日を投与するなど補液を行った．

下肢伸展挙上運動 NOTE ⑧

下肢伸展挙上運動とは，当院の運動療法としてよく行っている筋力増強運動．仰臥位になったまま片足の膝を曲げて，反対側の足の膝を伸展させたまま上方に上げる運動である（図3-3-2）．大腿四頭筋と腸腰筋の筋力増強に対して効果がある．

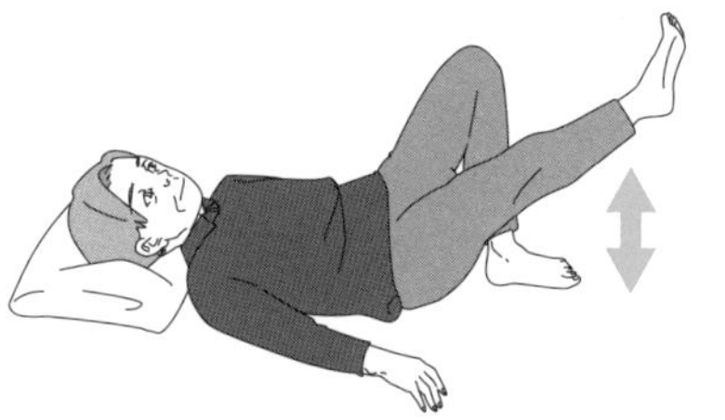

図3-3-2　下肢伸展挙上運動

呼吸に伴うエネルギー消費量を考慮した栄養サポート NOTE ⑨

肺の重要な働きは，空気中の酸素の取り込みと体内の二酸化炭素を放出するガス交換であるが，COPDではこの能力が著しく低下している．必要な酸素を体内に取り込むためには，呼吸そのものの仕事量が増えることとなり，「健常者であれば呼吸に伴うエネルギー消費は150kcal程度だが，COPDが重症化すると，その消費カロリーは健常者の10倍にも達する」[1)] といわれている．そのため，摂取カロリーや摂取のバランス，運動療法の状況，体重の増減や栄養データなどで栄養状態・運動状態を把握していく必要がある．

優先して取り組んだ緩和ケア
―不安・パニックがみられる患者への対応に困難感をもつ看護師へのケア

先述したとおり，Fさんはパニックや不安が強くなると看護師に当たることがあり，接する看護師によっても応対に差がみられた．妻に対して暴言を吐くことはなかったが，妻はFさんのパニックの様子に心を痛め，Fさんの看護師への言葉に対して「申し訳ない」と気遣っていた．妻は今まで見たことのないFさんの一面を見ることへの辛さを訴えるようになったので，妻の今の状況や思いを理解し，看護チームでかかわる必要があると考え，カンファレンスを開催した（表3-3-1）．このカンファレンスでは，表3-3-1の内容に加えてFさんの呼吸介助の仕方（本項「症状アセスメントと苦痛の緩和―悪液質への対応：1 症状緩和」参照）を再度共有した．そして，SpO_2値が安定していてもFさんが安心できているかどうかを確認し，看護チーム間で協力しながらFさんのそばに寄り添った．このようなかかわりによって，断片的ではあったがFさんの不安は減少し，安楽に過ごせる時間を創出することができた．

表3-3-1　看護チームカンファレンスの内容

■**目的**：妻の状況や思い，Fさんの言葉や態度に関する看護師の思いを看護チームで共有し，今後のケアにつなげる

■**参加者**：緩和ケア認定看護師，13年目看護師，11年目看護師，8年目看護師，4年目看護師，1年目看護師

■**妻の状況と思い**：これまで妻とかかわった看護師から，以下のことが理解できた

- Fさんと2人暮らしで，子どもがいない妻には頼れる相手がいない
- 妻の仕事が忙しいこともあり，職場で相談する友人はいない
- 相談できる親戚はいるが，それぞれ家庭や生活があり，負担をかけられないと考えて相談できていない
- 今の妻の支えは「面会でFさんと会話をすること」で，連日来院することは苦にはなっていない
- Fさんはもともと，「きついことを言う人ではなかった」ので，Fさんの変化に戸惑いや悲しさを抱いており，看護師にも申し訳ないと思っている

■**看護師の思い**：Fさんに「きつい言葉」を発せられた時の看護師の思いは各自さまざまで，以下のような発言があった

- 呼吸困難の辛さを看護師にぶつけているのだろう
- 対応することが嫌になることもある
- 怒られたり，拒否されたりすると，部屋に行くのが怖い
- 看護師が落ち着いて対応すれば，怒鳴ることはない
- Fさんに「SpO_2値が85％以上で経過している」など客観的なデータを伝え，「今日は調子がよさそう」と声をかけると精神的に落ち着いている

■**今後のケア**：看護チームで，Fさんと家族への今後のケアの進め方について以下の点を共有した

- 不安が強いため，タッチングを取り入れながら落ち着いて対応する
- 妻の面会時に，Fさんが落ち着いていられるように症状コントロールを行い，またFさんと妻が対話できる時間と場所を設ける
- Fさんのケアで戸惑う場面に遭遇したら，他の看護師に助けを求める
- Fさんとのかかわりで看護師として理不尽さを感じることがあれば，看護チームで相談し合う

また，カンファレンスを通して看護師の思いを表出し合い，辛い気持ちをチームで共有してケアの工夫を提案し合ったことはケアの統一化となり，Fさんの安楽や安心感にもつながった．看護師に対するFさんの「きつい言葉」がなくなることはなかったが，「Fさんの苦痛からの言葉」と解釈することで「ケア提供」ができ，Fさんが安楽に過ごしている時に穏やかに対応できることが看護師の癒しとなった．

おわりに

呼吸器疾患の特徴として，呼吸状態の悪化によっては行動範囲や食事・排泄行動などの日常生活そのものに大きな影響を及ぼす．特にCOPDは慢性疾患で，療養が長期化し，HOTを導入するとなると，これまでの生活スタイルの変更を余儀なくされる．また，呼吸困難の増悪は，「生命の危機を感じ，死を意識する」ものであり，スピリチュアルペインを抱く．酸素療法，運動療法，栄養サポートに加え，先を見据えた心理面のサポートが必要となる．そのため，患者・家族の全体性を理解し，希望を取り入れながら多職種連携のチームメンバーで支えることが，全人的な緩和ケアにつながると考える．

文献

1）河村文雄，巽　浩一郎，長谷川智子：一歩先のCOPDケアーさあ始めよう，患者のための集学的アプローチ．p.27，医学書院，2016．
2）日本緩和医療学会：専門家をめざす人のための緩和医療学　改訂第2版．南江堂，2019．
3）玉置　淳：全部見える呼吸器疾患．成美堂出版，2013．

4 筋萎縮性側索硬化症（ALS）

1 療養過程と緩和ケアの特徴

ALSとは

筋萎縮性側索硬化症（Amyotrophic Lateral Sclerosis；ALS）は「筋肉を動かす命令を伝える神経」が障害を受けることで，全身の筋力が進行性に低下し，最終的に呼吸ができなくなり死に至る難病である．

診断基準には，類似の症状をきたす疾患との鑑別（除外診断）をしたうえで，①上位運動ニューロン徴候（腱反射亢進，痙縮，病的反射）および下位運動ニューロン徴候（筋萎縮，線維束性収縮）が，脳幹，頸髄，胸髄，腰仙髄の2領域以上にわたって認められる，②症状が進行性であり，かつ初発部位から他部位への進展がみられること，が定められている．

ALSの原因はいまだ解明されていないが，神経伝達物質であるグルタミン酸による過剰興奮に基づく運動ニューロン（骨格筋を支配する神経細胞）の変性などが推定され，神経細胞保護作用をもつリルゾールの内服投与（リルテック®）により数か月の延命効果が得られている．また，フリーラジカルという物質による神経細胞の酸化障害がALSの発症にかかわっていると考えられ，軽症患者を対象としたフリーラジカル消去剤であるエダラボン（ラジカット®）の点滴投与では，限定的な抑制効果が認められている．

ほとんどの症例が孤発性（非遺伝性）で，診断の目安となる生理学的指標，いわゆるバイオマーカー（血液や尿などの体液や組織に含まれる蛋白，遺伝子など体内の物質）は特定されていない．遺伝性は全疾患の5～10％で，近年になって原因遺伝子が相次いで同定された．また，一部の患者では前頭側頭型認知症を呈する症例の存在も明らかになるなど，病型，症状，予後が多様な疾患である．したがって，本稿では典型的な孤発性ALSに焦点をあて，療養過程の特徴と緩和ケアについて述べていく．

療養過程と各時期における特徴的な緩和ケア

ALSの初期症状は，①飲み込みが悪くなったり，話しにくくなったりする球麻痺型，②字が書きにくい，腕が上げにくくなる上肢型，③歩きにくい，階段が昇りにくくなる下肢型，④手足の筋力低下よりも呼吸困難が先にくる呼吸筋麻痺型など，さまざまな現れ方をする．発症以降，症状は進行し続け，その経過のなかで診断される特徴がある．吸気系統の筋力低下が進行すると，換気不全に対する補助換気で延命が可能となる．しかし，気管切開下陽圧換気（tracheostomy positive pressure ventilation；TPPV）を装着した場合でも，呼吸器感染症や心不全，腎不全などの併発により生存期間は平均49.1か月と決して長いとはいえず，どの時点から終末期とするかは難しい．

したがって，ALSのガイドライン[1]で示されている「近い将来の死を覚悟しなければならない時期」を終末期とし，「診断期」「進行期」「終末期」の3期に分け，療養過程と緩和ケアの特徴について述べる．

1 診断期

ALS患者のうち50％以上が，整形外科など他科を受診してから脳神経内科を受診している[2]．そのため，診断に至るまでに筋力低下や呼吸障害が進行しているケースも少なくない．ALSの告知を受け，さらに予後や治療方針，人工呼吸器の必要性についても説明される．患者はショックを受け，間違いであってほしいという感情を抱く一方で，診断がついたことに安堵するなどさまざまな反応を示す[3]．そのため看護師は，患者や家族が医師から説明された内容をどのように理解し，感じているかを確認し，継続看護につなげることが重要である．また，診断直後の患者や家族は，退院後の生活をイメージすることが困難な場合が多い．そのため医療ソーシャルワーカー（MSW）と連携し，社会福祉制度の説明を行い，福祉用具や地域サービスの調整を行うことが，この時期の緩和ケアの特徴である．

2 進行期

症状が発症して以降，日々筋力が低下し日常生活に支障をきたしてくるため，リハビリテーションを行い，筋力の維持と拘縮予防に努める．また，日々できなくなることと直面するため，病との折り合いがつけられるように支援する必要がある．嚥下機能障害に対し，食事形態や姿勢，自助具の工夫を行い，栄養状態を維持することも重要である．栄養状態の悪化は予後予測の不良因子であり，かつ悪液質の原因となる．呼吸障害が進行すると胃瘻造設術が困難となるため，％努力性肺活量（％FVC）が50％以上に保たれているうちに造設することが推奨されている．％FVCもALSの予後予測因子として重要である．呼吸障害に対しては，早期から非侵襲的陽圧換気（NPPV）を導入することにより，QOLや生命予後が改善することが明らかになっている．しかし，NPPVを装着しても，症状進行に伴い気道クリアランスが低下することに加え，換気効率が悪いことから，TPPVへ移行するか否かの意思決定が必要となる．患者は，できなくなることに直面し不安を抱える状況下で，胃瘻やNPPV，TPPVの意思決定を迫られる．コミュニケーション障害も進行するため，段階的に指文字，筆談，文字盤，意思伝達装置の訓練や導入を行うことが重要である．

嚥下・呼吸障害が進行すると，痰の吸引や日常生活の援助など，24時間の介護が必要となり，家族の負担が増強する．東京都においてNPPV，TPPVを装着した場合の在宅率が有意に増加している[4]との報告もあるため，家族機能全体の課題として意思決定支援が重要となる．人工呼吸器装着に関する意思決定場面において，患者は生死を決める選択や，家族との意見の相違などに葛藤を抱える一方で，現在の状況を受け止めて生きていく覚悟をもつ．家族は，患者に生きていてほしい気持ちと，今後の介護負担の狭間で思い悩む一方で，患者に専心したことで肯定的感情をもつことが明らかになっている[5]．これらのことから，患者・家族がこれまでの人生を振り返り，かつ家族員それぞれが今後どのように生きていきたいか，言語化を促すようかかわり，合意形成する重要性が示唆されている．さらに医療保険，介護保険，身体障害者施策，難病対策の4制度を複合して利用することも必要である．多職種で連携し，患者・家族の意思決定を支え，QOL向上を目指すことがこの時期の緩和ケアの特徴である．

3 終末期

ALSの終末期の苦痛には，①嚥下障害による誤嚥，②呼吸障害による呼吸苦，③拘縮・痙縮による痛みや体動できないことによる身の置き所のなさがある．加えて，④症状がコントロールできないことや，死を意識することによって生じる抑うつ・不安に対処する必要があることが，この時期の緩和ケアの特徴である．

嚥下障害による誤嚥に対し，ヘッドアップ30°以上を保持し，唾液の持続吸引や排痰機器の使用により，気道クリアランスを保つことが有効である．呼吸苦に対してはオピオイドの使用が有効であり，低酸素血症による呼吸苦に対して，0.5 L/分からの微量酸素を使用することでCO_2ナルコーシスとなり，呼吸苦を自覚しないまま最期を迎えることもある．体の痛みに対しては，抗炎症薬，抗攣縮薬などを用い，抑うつ・不安に対しては，抗不安薬の使用が有効なこともある．患者の苦痛はさまざまな要因が影響しており，直接的に呼吸苦を訴える以外に，間接的に身の置き所のなさや焦燥感として表現することも多い．よって，看護師は表情や呼吸・脈拍数の増加，体位変換やナースコールの頻度などから苦痛をとらえることも重要である．

呼吸苦が強くなり死を身近に感じるようになると，患者・家族は一度決定した意思が揺らぐことがある．コミュニケーション障害やガス交換障害，苦痛などにより意思確認が困難となる場合も多い．また，意思決定の代理者が決まっていないこともある．さらにTPPV長期装着患者のなかには，完全閉じ込め状態のためコミュニケーションがとれなくなることもある．「人生の最終段階における医療・ケアの決定プロセスに関するガイドライン」[6]は2018年に改訂され，「心身の状態の変化等に応じて，本人の意思は変化しうるものであり，医療・ケアの方針や，どのような生き方を望むか等を，日頃から繰り返し話し合うことの重要性が強調」された．身体的苦痛の緩和を十分に行ったうえで，本人・家族・医療者が対話を重ね，患者にとっての最善の選択を検討することが重要だと考える．

死を目前にした患者の家族への支援も重要となる．ホスピス病棟に入院したALS患者に対し，家族とともに過ごすことや家族の写真などが，患者のQOL向上につながっていた[7]．一般病棟においても家族が患者とともにいる時間を創出し，看護師が意図的にかかわり，家族の思いの表出や語りを促進することは可能である．それにより患者の苦痛が緩和されるばかりでなく，家族が患者に専心し肯定的感情をもつ[5]ことによって，グリーフケアにつながると考える．

おわりに

このように，ALSは病型や症状，予後が多様な疾患であり，どの時点から終末期とするかの判断も難しい疾患である．症状の進行に伴い意思確認が困難となる場合も多いため，早期から意思決定支援を行うとともに，意思の変化にも対応できるよう，日頃から十分にコミュニケーションをとり，繰り返し意思を確認していくことが重要である．

次の事例紹介では，診断時からALSと向き合い，「呼吸障害が進行しても補助呼吸器の装着を望まない」と意思決定していた事例と，終末期まで意思決定ができなかった事例を紹介したい．

文献

1) 日本神経学会監修：筋萎縮性側索硬化症診療ガイドライン2013．南江堂，2013．
2) Kano O, Iwamoto K, Ito H, et al：Limb-onset amyotrophic lateral sclerosis patients visiting orthopedist show a longer time-to-diagnosis since symptom onset. BMC Neurol, 13(19), 2013．http//www.biomedcentral.com/1471-2377/13/19（2021/2/1閲覧）
3) 森　朋子：ALS告知の重さ―告知はどう受け止められたか：18名の患者の面接から．医療，59(7)：358-363，2005．
4) 板垣ゆみ，川田明広，松田千春，他：東京都の人工呼吸器装着中の孤発性筋萎縮性側索硬化症患者の人工呼吸・栄養療法の導入状況と療養環境の変化―2006年度と2012年度の臨床調査個人票の比較を通して―．神経治療，33(6)：646-651，2016．
5) 山本麻理奈，清水裕子：筋萎縮性側索硬化症患者と家族の人工呼吸器装着の意思決定場面における心理に関する文献検討．香川大学看護学雑誌，23(1)：47-57，2019．
6) 厚生労働省：人生の最終段階における医療・ケアの決定プロセスに関するガイドライン．平成30年3月改訂．https://www.mhlw.go.jp/file/04-Houdouhappyou-10802000-Iseikyoku-Shidouka/0000197701.pdf（2021/2/1閲覧）
7) 加藤修一，小澤英輔，他：筋萎縮性側索硬化症のホスピスにおける終末期ケア．Palliative Care Research，5(2)：137-144，2010．

2 事例――延命治療を望まなかったGさん

患者概要と療養過程

1 患者概要

Gさん，70歳代女性．独居であったが，入院前に有料老人ホームに入所した．夫とは離別し，同県在住の長男（40歳代）が緊急連絡先である．主介護者である友人が受診のたびに付き添い，Gさんにとって「心の支え」となる存在であった．骨粗鬆症の既往あり．

2 療養過程

(1) 診断期

- **X−1年7月**：左下肢痛や歩行中の下肢の重さを自覚したが，休憩すると改善した．近医の整形外科を受診し，腰部脊柱管狭窄症と診断され保存療法となった．
- **X−1年10月**：左大腿から前面の痺れが出現し，左つま先の上がりにくさを自覚．座位で過ごすことが多く，転倒するようになった．
- **X年3月**：下肢の挙上が困難となり，有料老人ホームに入所した．他院で神経変性疾患の可能性を指摘された．
- **X年5月**：紹介された病院に精査目的で入院し，脳幹と腰仙髄の2領域で上位運動ニューロン障害を認め，さらに脳幹・頸髄・胸髄・腰仙髄の全領域で下位運動ニューロン障害を認めたことからALSと診断された．Gさんと長男に病名が告知され，GさんはTPPVやNPPV，さらに経管栄養などの延命治療は望まず，長男もそれに同意した．ALS治療薬リルゾール内服とエダラボン治療を希望されたため，入院継続となった．

(2) 進行期

- **X年6月**：入院継続後の2週間の間にも筋力は低下した．入院当初から「自分のことは自分でやりたい」と口にしていたGさんは，自分が求めたこと以上に看護師が介助しようとすることに苛立つようになった．「自分が助けを求めるまで手を出してほしくない」と，自分の力でトイレ内を歩行することを強く希望した．運動機能が日々喪失されていく現状に不安を抱えながらも，病との折り合いをつけていった．

▶「優先して取り組んだ緩和ケア―1. 病との折り合いをつけるための支援」参照

　2週間の治療を終えた後，有料老人ホームに退院となり，エダラボン治療は他院外来で継続することになった．

(3) 終末期

- **X年9月**：老人ホームでは，ヘルパーの介護を受けながらトイレには車いすで行くことができていた．退院してから3か月を過ぎた頃に，労作時の呼吸苦が増悪し，食事摂取量が減少したため，呼吸・栄養状態の評価目的で再入院となった．入院時より食事動作に伴う呼吸苦と疲労があった．経管栄養はしないという意思は変わらなかったため，医師，栄養士，看護師で食事形態を検討し，栄養剤を経口摂取することになった．また，食事姿勢を工夫し，少量ずつ分割することで栄養剤を経口摂取できるようになった．この頃になると，呼吸苦や疲労からトイレへの移動も困難となり，本人の希望でベッド上排泄となった．▶「症状アセスメントと苦痛の緩和―呼吸困難への対応」参照

- **X年10月**：徐々に症状が進行したが，亡くなる3日前まで経口摂取が可能であった．亡くなる2日前に呼吸苦が増強し，微量酸素とオピオイド内服投与が開始された．医師が長男に電話し，緩和治療が開始されたことを説明し面会を勧めたが，仕事の都合により長男が面会に訪れたのは亡くなる前日であった．長男が来院した時には，Gさんは意思疎通が困難な状態であり，長男は「お母さん，ごめんよ」と流涙していた．その夜は長男がGさんに付き添い，時折声をかけ，手を握る姿が見られた．翌日，長男と友人が見守るなか永眠された．▶「優先して取り組んだ緩和ケア―2．グリーフケア」参照

症状アセスメントと苦痛の緩和―呼吸困難への対応

拘束性換気障害が進行したGさんは，二酸化炭素の排出が困難となり，低酸素状態で呼吸困難を呈した．この状態で経口摂取を行うと，咀嚼や嚥下時に口を閉じるため呼吸苦が増強する．また，疲労により誤嚥のリスクも高まる．Gさんは発語が困難であったが，単語や首の動きでコミュニケーションは可能であり，補助換気（NPPV，TPPV）での延命治療を望まない，経管栄養をしないという意思は変わらなかった．

また，Gさんは「自分でできることは自分で行いたい」という希望が強く，可能なかぎり自力で摂取できる方法を検討する必要があった．まず，呼吸困難があるGさんが安全に経口摂取できるよう，リハビリテーション専門スタッフ（以下，リハスタッフ）と協働して行ったケアについて述べる．

1 安全に経口摂取するための工夫

安全かつ効率的に経口摂取するための方法について，本人を交えて栄養士と医師，看護師で検討を行い，栄養剤を経口摂取することに決定した．またリハスタッフと協働し，栄養剤摂取時に45°リクライニング位で頸部を前屈する姿勢をとることで，自力での摂取でも誤嚥リスクを低減し，疲労を最小限にとどめることができた．しかし，一度に多くの量を摂取すると，腹圧の上昇に伴い横隔膜が挙上し呼吸苦が増強した．そのため食事回数を増やし，口渇を訴えた際に少量ずつ摂取できるように工夫したところ，一日に必要な栄養量を摂取することが可能となった．症状の進行に伴い，栄養剤を経口摂取できた期間は2週間程度であったが，Gさんの「切実なニード」（後述）の充足につながったケアであった．

2 呼吸苦への対応

その後，Gさんの呼吸困難は増悪し，喘ぐような呼吸状態となったため経口摂取はできなくなった．そこで，Gさんの同意を得て0.5 L/分の微量酸素の投与と，レスキューとしてオピオイド（モルヒネ塩酸塩散2.5 mg）の使用を開始した．徐々にCO_2ナルコーシスは悪化し，またオピオイドの作用によって傾眠となったことにより，直接的な呼吸苦の訴え

は少なくなった．看護師は SpO_2 値や表情，呼吸・脈拍数の観察を強化し，呼吸のアセスメントを行った．その結果，口腔ケアやオムツ交換・体位変換時に数値が変化し，呼吸困難による苦痛が増強していることが理解できた．そこで，これらのケア・援助を担当した看護師は，Gさんの呼吸苦をアセスメントしながら以下のような工夫をして実施した．

(1) 口腔ケア時の工夫

緩和治療開始後，CO_2 ナルコーシスにより意識レベルが低下したため，口腔ケアは全介助で行うようになった．口腔ケアの30分前に口腔内に保湿剤を塗布し，汚れを軟らかくし取り除きやすくなるよう準備した．口腔ケアは看護師2人で行い，1人が物品の手渡しや洗浄を行い，もう1人がブラッシングするなど，短時間で口腔ケアが終了するよう工夫した．ヘッドアップ30°以上を保持し，吸引チューブ付きの歯ブラシを用いることで，唾液が気管に垂れ込むことによる誤嚥を予防した．ケア中は，苦痛の指標としてGさんの脈拍や呼吸数の上昇，SpO_2 低下，苦悶様表情などを観察した．苦痛の兆しが観察された場合には，ケアの30分前に予防的にモルヒネ塩酸塩を投与したり，医師の指示の範囲内で酸素投与量を増量することも呼吸困難の緩和に効果的であった．

(2) オムツ交換・体位変換時の工夫

オムツ交換や体位変換時に側臥位をとることも呼吸苦につながっていた．そのため背抜きグローブを使用し，側臥位にならずに背部・殿部の除圧を行うことや，側臥位になる時には2人で手早くケアすることを計画した．さらに吸水力の高いオムツを使用し，オムツ交換の頻度を減らすことも効果的であった．その際には皮膚トラブルが生じないように，皮膚状態の観察と清潔にした後の保湿を徹底した．排便処置やベッド上で実施する洗髪・清拭などの時間を要するケアを行う際には，モルヒネ塩酸塩を予防的に投与することで，脈拍や呼吸数に大きな変化を認めずにケアを終えることができた．

微量酸素とオピオイドの投与が開始されたのは，亡くなる2日前であった．苦痛が緩和される一方で，傾眠のため意思疎通が困難になった．CO_2 ナルコーシスによる意識低下を回避するため，SpO_2 値によって酸素投与量を0.5 L～1.0 L/分の範囲で増減する指示があったが，酸素投与量を減らすとGさんは覚醒し呼吸苦が増強した．病棟看護師は，「酸素投与量を増減することがGさんにとって“最善のケア”といえるのか」とジレンマを感じていた．そこで老人看護CNS（以下，CNS）は病棟看護師のジレンマを共有し，主治医を交えて話し合った．

主治医は，Gさんの呼吸状態の変化が急であったため，「長男が面会に来るまでは意思疎通できる状態を保ってあげたい」という考えを表出し，看護師と共有した．また，CNSが主治医や担当看護師とともにGさんのベッドサイドでGさんの意向を確認すると，Gさんは長男や友人と会うことを希望したため，酸素投与量を増減する指示は継続することとなった．

本事例では，最期までGさんの主体的な意思決定を支援するため多職種で連携し，「Gさんにとっての最善のケア」を考えた緩和ケアが行われた．「看護者は，人間の生命，人間としての尊厳及び権利を尊重する」[1)] という看護者の倫理綱領に即したケアであったといえる．

優先して取り組んだ緩和ケア ―病との折り合いをつけるための支援・グリーフケア

1 病との折り合いをつけるための支援（診断期〜進行期）

Gさんの筋力低下の進行は早く，診断直後にエダラボン治療のため入院を継続した期間中も，日々できないことが増える状況であった．自分ではどうにもできない状況に遭遇している患者を支援することは，緩和ケアのスキルのなかでも特に難しいが，ある意味では「看護」そのものともいえる．Gさんを担当する看護師たちも，心からGさんを支援したいと考えていた．ここでは，Gさんの5か月間の療養過程で，CNSがどのようにGさんと関係性を築き，Gさんが「日々進行する筋力低下」と向き合いながら，「病との折り合い」つけていったかを，ペプロウの対人関係理論 ▶NOTE⑩参照を用いて記述する．

> **ペプロウの対人関係理論** NOTE ⑩
>
> ペプロウは，患者と看護師の関係性が「方向付け」「同一化」「開拓利用」「問題解決」と段階的に発展していくことを理論化している．そのなかで看護師は，患者の状況に合わせて母親，友人，指導者，カウンセラーなどの役割を担う．患者・看護師関係の相互作用を通して，患者が主体的に問題に取り組み，成長することを明らかにしており，看護とは有意義で治療的な対人的プロセスであると定義している[2)]．

(1) 方向付けの段階

Gさんがはじめての入院で診断を受けた時，発症後1年が経過しており，すでに歩行障害が生じていた．担当となったCNSが自己紹介を兼ねて病室を訪れたところ，ちょうど同室者が不在だったので，Gさんに「今後の療養生活に向けた準備をしたい」という訪室の目的を伝え，「これまでの生活で困っていることや生活における希望についてお話しいただきたい」と面談を申し入れた[*1]．Gさんは即座に「歩けなくなったことが一番困っている．でももう治らないかもしれないわね」と答え，ALSの可能性を医師から示唆されていること，ALSについてインターネットで調べて，治らない病気であると理解していることを落ち着いて語った．さらに，Gさんは「自分でできることはなるべく自分でやりたい」

＊1 入院初日に，かつ診断前に病気の受け止めを確認することは難しい．患者・看護師の人間関係を築けていない時期でもあるので，生活上の困りごとだけにとどまらず，希望に焦点を当てて会話を進めることで，本人の思いを引き出しやすくなる．

と，これからの闘病生活を見据えた確固たる意志（切実なニード）を表明した．CNSもGさんの意思を受け止め，「Gさんの入院生活を支援する役割を担うこと」を伝えた．つまり，はじめて会ったGさんの「切実なニード」にCNSが呼応し，今後の支援を方向づけたかかわりであった．

(2) 同一化の段階

その後，CNSはGさんのベッドサイドをこまめに訪室し，連日多くの検査を受けていることを労ったり，たわいのない会話を重ねた．すると，Gさんのほうから，「夫と離別した後，一人息子を育てながら自営業を営んでいた」ことや，「息子が巣立ってからは一人で自由に生きてきた」こと，「子どもに迷惑をかけないで生活したいと考え，老人ホームに入所した」ことなど，これまでの生活背景や体験，長男に対する思いを穏やかな表情でCNSに語るようになった．CNSはGさんらしさに自分を重ね合わせ，Gさんのことをさらに理解できるようになった．入院して2週間を過ぎる頃のGさんは筋力低下が進行し，自力でトイレに移動することも困難となり，看護師の介助が必要となった．しかし，「できることは自分でやりたい」と切望していたGさんは，介助してくれる看護師への「感謝の気持ち」はあったが，一方で「過介助という思い」ももっていた．そのような思いを介助してくれる看護師に直接伝えることができなかったGさんは，言いにくそうではあったがCNSに相談することができた．

Gさんにとって CNSは，「無条件に何でも相談できる母親代理」という関係となっていた．今後の療養過程で生じるであろう困難に向かって，ともに問題解決するための準備段階であったといえる．

(3) 開拓利用の段階

CNSは，「自分のことを自分で行いたい」というGさんの「切実なニード」を十分に理解していたので，ケアのリーダーシップをとってリハスタッフと協働し，Gさんのトイレ時の介助方法を検討した．現在の筋力をGさんが理解しやすいように平易に説明し，転倒を予防しながらGさんの力を最大限に発揮できる方法について，実演しながら説明した．具体的には，介助者がGさんのズボンの後ろを掴んで持ち上げつつ片方の脇を支える一方で，Gさんが足を運ぶペースを乱さないように配慮するケア計画であった．Gさんは「自分で歩ける方法を考えてくれてありがとう」と笑顔を見せ，その計画に同意し，看護チームの新たなケアを開拓することができた．

(4) 問題解決の段階

その後もGさんの筋力は低下し，次第に立位を保持することも困難な状態となった．Gさんは自身の筋力の状態を理解し，看護師に「もう歩くのは危ないみたい．でもトイレには行きたいから車いすで連れていって」と自ら依頼するようになった．これまでのかかわりを通じ，Gさんは筋力が低下し続ける状態と折り合いをつけ，主体的に問題解決できるようになっていた．

診断期から進行期に，「信頼できる医療者が支えてくれる」と実感することが，ALS患者の心の支えとなることが明らかになっている[3]．つまり，患者・看護師の人間関係が構築できたならば，患者が病との折り合いをつけ，主体的に意思決定できるような支援につながるといえる．

2 グリーフケア

亡くなる前，Gさんは長男や友人と会うことを希望し，酸素吸入の増減を継続したことは先に述べた．その後，友人はGさんと会話することができたが，長男が来院できたのは亡くなる前日であり，Gさんの病状はさらに悪化していた．昏睡状態のGさんを目の当たりにした長男は，「意識のあるうちに面会に来られなかったこと」をGさんに謝罪し，自分を責めていた．

CNSは，「Gさんは意識はないけれども，今まで辛かった呼吸苦が緩和できている状態である」と慰め，「体を大切にしてほしい」というGさんの願いを長男へ伝えると，長男は泣きながらGさんの手を握って声をかけ続けた．実は，「仕事の都合で来院が遅れている長男は面会に間に合わないかもしれない」と推察していたCNSは，Gさんとの意思疎通が辛うじて可能なうちに，「長男に伝えたいこと」を確認していた．Gさんとの人間関係を築いていたCNSは，「子どもに迷惑をかけないために老人ホームに入所した」という話題から，気丈なGさんの母親としての最期の思いを伝えることが，長男のグリーフケアにつながると感じていた．CNSがGさんの言葉や様子を確認しながら，「長男に伝えることがないか」と問うと，Gさんは首を横に振った．そこで，「体を大切にしてほしいと長男に伝えるか」と質問すると，しっかりと頷く様子があった[*2]．

長男は，来院した日の夜からGさんに付き添った．CNSは長男が母親であるGさんとの最期の時間を過ごせることを願った．Gさんに一晩付き添った長男は，明け方になるとCNSに，「本当に強い母親だった」「母は仕事ばかりで，子どもの時には寂しい思いもした」「もっと一緒にお酒を飲んであげればよかった」などと，Gさんとの思い出や後悔している思いを語った．CNSはその思いを傾聴しながら，Gさんが語った「一人息子を大切に思っていたこと」を代弁した．Gさんとの思い出を語り，母親に抱いていた思いを表出したことで，面会に訪れた当初は自責の念から感情的になっていた長男も，穏やかに母親を看取ることができた．

おわりに

ALS患者に対する酸素吸入やオピオイドの投与は，患者の苦痛が緩和できる反面，意識低下につながる．患者にかかわる各職種（本事例ではおもに医師と看護師）が倫理的課題を話し合ったことで，相互の立場や考えを理解し，患者の意思を尊重したケアにつながったと考える．

＊2　亡くなる間際であっても，その人との人間関係が築かれ，その人のことを理解できていれば，発声や様子を注意深く観察することで意思の疎通は可能である．また，聴覚は比較的最期まで残っている感覚といわれているので，看取りの時であっても死にゆく人に声をかけると「伝わっている」ことが実感できる．

■ 文献

1）日本看護協会：看護者の倫理綱領．日本看護協会，2003．https://www.nurse.or.jp/home/publication/pdf/rinri/code_of_ethics.pdf（2021/2/1閲覧）
2）Hildegard E. Peplau著，稲田八重子，小林冨美栄，武山満智子訳：ペプロウ人間関係の看護論．医学書院，1973．
3）米川成美，岡安誠子：文献からみたALS患者の心の支え―病期に着目した分析―．島根県立大学出雲キャンパス紀要，8：37-46，2013．

3 事例――病気を否認するHさん

患者概要と療養過程

1 患者概要

Hさん，60歳代男性．妻・次女と同居し，他に長女との4人家族．発病するまで食品工場で現場管理に従事し，休日には地元少年サッカーチームのコーチをしていた．既往歴はない．

2 療養過程

(1) 診断期

- **X−3年秋**：食欲低下と体重減少を自覚したが，受診はしなかった．
- **X−2年11月**：左上肢に次いで右上肢の筋力低下も出現し，仕事に支障が出始めたため，近隣のクリニックを受診し，病院の脳神経内科を紹介された．ALSの可能性を示唆され，外来で検査を継続することになった．
- **X−1年1月〜2月**：下肢の脱力と飲み込みにくさを自覚し，検査入院となった．頚髄〜胸髄にかけて，上位・下位運動ニューロン障害を認めたことなどからALSと診断された．Hさんと妻に病名が告知され，NPPV，TPPV装着や胃瘻造設などの治療方針についてインフォームド・コンセントがなされた．Hさんは「何とかなる」「今はそんな嫌なことを考えたくない」と治療方針を決定しようとしなかったため，外来に引き継ぎ，自宅に退院した．

(2) 進行期

- **X−1年4月**：エダラボン治療導入目的で入院となった．上肢機能は全廃し，更衣や食事，入浴などに介助が必要であったが，下肢筋力は維持され，歩行可能な状態であった．自宅退院後は近隣のクリニックでエダラボン治療が継続された．
- **X−1年12月**：拘束性換気障害が高度となり，胃瘻造設の最後の機会であると医師から勧められ，胃瘻造設目的でふたたび入院となった．手術中はNPPVを装着したが，術後に離脱可能となった．入院前から介護認定の申請手続きを進め，入院中に要介護3と認定された．経口摂取と併用で経管栄養を開始し，かつ妻の就業により日中独居であることから，医療者は地域サービスの導入が必要だと考えた．妻はサービスの利用を希望したが，Hさんの同意が得られなかった．そのため妻の出勤前後に栄養剤を注入できるよう，経管栄養の時間と栄養量を調整した後に自宅退院となった．

- **X年2月～5月**：呼吸困難が増悪したため緊急入院し，NPPVが装着された．夜間中途覚醒時に呼吸苦が増強し，SpO_2が低下したことから，夜間のみ0.5 L/分の酸素投与が開始された．さらに気道クリアランスの低下に伴い吸引が必要であった．24時間の介護が必要な状態となったため，妻は休職し介護に専念することを決めた．地域スタッフを交えた担当者会議を開催し，Hさんの同意を得て訪問看護や訪問診療，訪問入浴，訪問介護が導入された．妻と同居の次女に対し，NPPVの管理方法，吸引，在宅酸素療法について教育を実施した．排泄に関しては，本人の希望と介護負担の軽減のためコンドーム型採尿器を装着し，訪問看護時に定期的に交換するよう調整した．在宅調整が終了し自宅退院となった．

(3) 終末期

- **X年6月**：外来受診のたびに治療方針の意思確認がされていたが，Hさんは「呼吸器（TPPV）はしない，かなあ」と口にするものの明確な意思表示はしないまま，肺炎・無気肺を合併し，治療目的で緊急入院となった．Hさんは，直接的な呼吸苦の訴え以外にも，ナースコールを数分ごとに鳴らし，身の置き所のなさを訴え，体位変換を求めるようになった． ▶「症状アセスメントと苦痛の緩和―苦痛に伴うパニックへの対応」参照

  Hさんは家族や医療者に意思決定してほしいと希望したが，老人看護CNS（以下，CNS）が介入し，入院14日目に「気管挿管とTPPVは行わない，NPPVと酸素・オピオイド投与のみ行う」と，本人・家族・医療者の合意に至った．

  ▶「優先して取り組んだ緩和ケア―患者と家族の意思決定支援」参照

  長時間型のオピオイド（モルヒネ硫酸塩）が開始されたが，入院16日目，排痰困難による窒息状態となり急変し，永眠された．

症状アセスメントと苦痛の緩和―苦痛に伴うパニックへの対応

1 複合的な症状による苦痛

Hさんは，肺炎・無気肺を併発していたのでNPPVが外せない状態となり，加えて嚥下障害の進行により気道クリアランスが低下し，吸引回数も増加した．呼吸障害に加え，痰の貯留や吸引に伴う呼吸苦を呈していた．また，呼吸苦のため経管栄養の摂取量不足により栄養状態が悪化した．顔面および上肢に浮腫が出現し，NPPVマスクの圧迫により鼻梁に褥瘡を形成していたため，洗浄と創傷被覆・保護材の貼付を必要とした．さらに，身の置き所のない倦怠感もあった．このように複合的な症状がみられたことから，Hさんは苦痛を訴えるようになり，数分ごとにナースコールを押して細かな体位調整を求めた．看護師がすぐに対応できないと不満を訴えた．

Hさんは「呼吸苦緩和」を強く希望したので，入院2日目からはオピオイド（モルヒネ

塩酸塩散2.5 mg：1日4回）がレスキューとして開始された．身の置き所のなさを訴える時や，呼吸・脈拍数の上昇時に使用し，投与後は一時的に苦痛の緩和ができた．しかし，吸引時やケアの時にNPPVを外すと，呼吸ができない不安が相まって，「苦しい，殺してくれ」「何でこんな苦しいことするんだ」「もう嫌だ」「苦しい．助けて」とパニック症状を呈した．痰が貯留すると「助けて」と発するが，マスクを外して吸引しようとすると，足を挙げて看護師を蹴ろうとしたり，身をよじって嫌がったりした．

2 全人的苦痛のアセスメント

ALS終末期の苦痛の閾値や表現方法は個人差が大きい．そのため，患者の生活背景や家族関係，ストレス耐性，価値観などの全体像を理解し，患者の訴えの背景にある苦痛を理解することが重要である．

Hさんは，元来嫌なことから目を背け，楽しいことだけを考える，いわゆる情動焦点型コーピングを行っていた．ALS罹患後も自分の症状と向き合うことや治療方針の話を嫌がり，自分で意思決定しようとしなかったことから，防衛機制の「否認」の状態であったと考えられた．治療方針が未決定で，十分な緩和ケアを受けられる状況ではなかったため，多くの身体的苦痛と直面している状態であった．また，疾患の予後や選択しうる治療，緩和ケアの内容について理解が不足していた．以上のことから症状がコントロールできないばかりでなく，その対処方法の理解不足から死を意識し，「不安」からパニック症状を呈したといえる．さらに，家族と大切なことを話し合う経験に乏しかったため，家族機能としても問題に対処できず，家族のサポートを得ることができないことが，さらに不安を助長させていた．

3 不安への対応

ここでは，ナースコールを鳴らし続けるHさんの不安を軽減するために行った「倫理カンファレンス」と「家族を巻き込んだ支援」について述べる．

(1) 倫理カンファレンス

看護師がHさんのナースコールの対応に追われ，意思表示できない患者のケアが後回しになったり，他患者から「看護師を呼んだのに待たされる」との苦情が出るようになり，看護師はジレンマを抱え疲弊していた．そこで，CNSはカンファレンスを開き，Hさんはさまざまな身体的苦痛と直面しており，ナースコールはどうにかして対処しようとする，Hさんなりのコーピング行動であることをチームでアセスメントした．また「看護者の倫理綱領」[1)] を用いて最善のケアを検討した．他患者もHさん同様に看護を受ける権利がある（条文2）ことや，他患者の対応のためやむをえずHさんに待っていただく場合には，その理由や待ち時間をきちんと伝え，理解を得て信頼関係を築く必要がある（条文3）ことを話し合った．さらに，看護師がHさんの対応に悩んだ時や疲れた時は看護チームで共有し，一人で抱え込まずに看護者の心身の状態を健康に保つ必要がある（条文12）ことも確認した．実際には，治療方針が決定し十分な緩和治療が行えるようになるまで，Hさんの苦痛が改善できない部分もあった．しかしカンファレンス実施後，看護師がHさんの苦痛を理解しようという姿勢で対応するにつれ，Hさんのナースコールの回数は多少ではあるが減少し，看護師の精神的負担も軽減した．

緩和ケアは患者・家族だけでなく，医療者にとっても心身の負担が大きくなる．そのため，本事例のようにカンファレンスを行い，日頃から倫理的感性を養い，話し合える風土づくりが重要であると考える．

(2) 家族を巻き込んだ支援

Hさんの不安は，医療者だけで解決することが難しいと考えられた．しかし面会に訪れた妻や子どもたちは，ナースコールを押し続けるHさんに困惑し，看護師が訪室すると部屋の外に出ようとする様子がみられた．そのため，これまで自宅で介護してきた妻を十分に労いつつ，家族と過ごすことがHさんの安心につながることを説明した．家族がHさんの対応に困惑しないように看護師と一緒に体位調整を行ったり，オピオイドを使用するタイミングを説明し，苦痛が緩和される様子を見てもらったりしながら，家族がともに過ごせるように支援した．すると家族が，「辛そうだから薬を使ってあげてください」とオピオイドを使用するタイミングをはかり看護師に伝えたり，Hさんをマッサージする様子がみられたりするようになり，面会中のナースコールが減少した．家族の面会によりHさんの苦痛が緩和されていると評価し，家族にフィードバックした．

苦痛を抱える患者のそばにいることは，家族にとっても辛いことである．患者の身体的苦痛を緩和し家族の時間を確保することは，患者の安寧のためにも，家族のグリーフケアの観点からも重要である．

優先して取り組んだ緩和ケア―患者と家族の意思決定支援

これまで可能なかぎりHさんの苦痛緩和に努めてきたが，緩和が不十分で，一刻も早く治療方針を決定し，症状緩和に取り組む必要があった．そこで看護師はHさんが意思決定できるよう支援を試みたが，「医療者や家族に決めてほしい」と言い，治療方針を決定しようとしなかった．そこでCNSは医師と協働し，妻ら家族に対し，Hさんが明確に意思決定されていない現状では，急変した場合に気管挿管をせざるをえないことを説明し，TPPVを行うか否か選択するようインフォームド・コンセントを行った．妻は「(TPPVか緩和治療か）どちらを選んでも，残酷な気がして，何も言えなかった」と話し，長女，次女は「お父さんは痛いことや辛いことは嫌いだから，苦しくないようにしてあげたい」「喉に穴を開け，機械を着けてこれからずっと生きていくなんて，お父さんは辛くて耐えられないと思う」と話した．一方で，「どちらを選んでも後悔すると思う」と胸の内を明かした．この言葉は，まさに代理意思決定せざるをえない家族の心境を表している．CNSは，本人も意思決定にかかわることが重要であると考え，Hさんに，やってほしくない治療について言語化を促したところ，「辛いこと，痛いことはしたくない」という思いを表出されたため，その意思を家族と共有した．また，家族が決定した治療方針（気管挿管とTPPVは行わない，NPPVと酸素・オピオイド投与のみ行う）を本人にも確認し，本人が迷わずに頷く姿を家族や医師とともに確認し，Hさんと家族，医療者の合意形成を行った．その直後から，症状緩和のために長時間型のオピオイド（モルヒネ硫酸塩10 mg/日）が開始された．Hさんの苦痛は緩和したが，2日後に排痰困難による窒息状態となり急変し，排痰ケアを試みたが効果はなく，40分で心肺停止となった．妻と次女が到着し死亡宣告され，妻と次女は泣きながらHさんに声をかけていたが，医師の説明の際には顔を上げ，耳を傾けていた．看護師からは，窒息後すぐに意識が消失したため，苦しまずに最期を迎えたことを説明した．次女は「お父さんってば，本当に苦しいのが嫌だったのね．あっという間に逝っちゃって」と反応があり，妻はHさんに触れながら，「苦しむ時間が短くて良かった」と話した．本人が意思決定に関与したことにより，本人の不安が軽減するばかりでなく，家族の代理意思決定を回避し家族の負担感の軽減につながったと考える．

おわりに

本事例では，疾患と向き合うことができず否認しているHさんに対し，家族を巻き込みながら意思決定を支援していった．患者の医療依存度が高く，かつ在院日数が減少している現在の医療体制において，患者・家族にかかわる時間が十分にとれないことにジレンマを感じることは少なくない．限られた人員・時間のなかで，可能なかぎり患者の生活背景や家族関係，ストレス耐性を理解することが，意思決定支援において重要であると考える．

文献

1）日本看護協会：看護者の倫理綱領．日本看護協会，2003．https://www.nurse.or.jp/home/publication/pdf/rinri/code_of_ethics.pdf（2021/2/1閲覧）

5 認知症

1 療養過程と緩和ケアの特徴

認知症とは

認知症とは，一度正常に達した認知機能が後天的な脳の障害によって持続的に低下し，日常生活や社会生活に支障をきたすようになった状態[1]である．現段階では進行を抑制する治療薬はあるが，根本的な治療法は確立していない．したがって，認知症を患うと認知機能障害とそれによる日常生活や社会生活への支障が，軽度・中等度・重度と進行してやがて死を迎えることになる．それゆえ，認知症のある人（以下，認知症患者）とその家族への看護には，認知症を抱えたことによる苦しみを予防し，和らげることでQOLを改善する緩和ケアが重要となる．

なお，認知症は，脳の障害を引き起こす病変によって，アルツハイマー型認知症，血管性認知症，レビー小体型認知症，前頭側頭型認知症などの病型がある．病型によって，症状やそれによる日常生活・社会生活への影響も異なるため，本稿では発症率がもっとも高い[2]アルツハイマー型認知症に絞って述べる．また，老年期以前に発症する若年性認知症は，療養過程や本人・家族が抱える苦痛も異なるため，本稿では含めないこととする．

認知症患者は，不安や困惑が少なくてすむ環境が整っており，低下している認知機能を補い，保持している機能が発揮できるような支援があれば，人としての誇りや喜びを感じながら暮らし続けることができる人々である．なぜならば，彼らは持続的に進行する認知機能障害とそれによる生活への支障を抱えてはいるが，生活するためのすべての機能が失われたわけではないからである．表3-5-1に，軽度の認知症の時期から低下する機能と，低下しにくい機能を示した．当然，認知症が進行するにしたがって低下する機能は増えてくる．

また，前述したように，認知症は一度正常に達した認知機能の障害であり，その人なりの生活原理や信念などをもって自律して生活してきた老年期に多く発症する．ゆえに，認知症患者は，近時記憶・エピソード記憶・遂行機能障害などの中核症状によって，今までできていたことができなくなることに対して不安や困惑を感じている[3]ことを理解することはきわめて重要である．

表3-5-1　軽度の認知症の時期から低下する機能と低下しにくい機能

	機能	具体例
低下する機能	近時記憶	数分〜数時間・数日の記憶が覚えていられない
	エピソード記憶	出来事の記憶を覚えていられない
	時間の見当識	日にちや曜日などの時間がわからない
	遂行機能	料理など，判断し計画的にする行動がうまくできない
	全般的注意	必要なことに注意を向けて，それを維持し適宜選択したり配分したりすることができず，いろいろな作業でミスが増える
低下しにくい機能	即時記憶	その場その場での数秒単位のやりとり
	遠隔記憶	昔の思い出を話す・昔からなじんでいる歌を歌う
	意味記憶	物や言葉の意味に関する知識
	手続き記憶	身体で覚えている日常動作・熟練した作業などの記憶
	日常会話のルール	挨拶には挨拶を返す，質問には応答するなどの常識的な会話のしかた
	社会的な常識	相手の立場に相応しい，社会的に期待されるふるまいをする
	感情	人や事物，出来事に対して抱く喜怒哀楽などの気持ち．自尊感情（自分自身を基本的には価値があるものであるとする感覚を含む）

療養過程と各時期における特徴的な緩和ケア

図3-5-1に認知症患者の療養過程の概要を示した．認知症の発症から軽度，中等度，重度と経過し，死亡までの平均10年[4]といわれている．一方，認知症のどんな症状がいつ頃からあるのか，日常生活や社会生活への支障の程度の経過などについて本人・家族から正確な情報を得ることは難しく，発症の時期が特定しにくいという特徴もある．すなわち，慣れ親しんだ自宅での生活においては，認知機能障害があっても日常生活の支障は目立つことが少なく，年相応の物忘れとして受診に至っていない高齢者も少なくない．そのような高齢者が入院した場合，治療を要する疾患による苦痛に加えて，病院の非日常的な環境に困惑し，認知機能障害がない患者と同じ患者役割を果たすことは難しいが，自律して生活してきたからこそ何とか自分で対処しようとする．たとえば，どこにいるかわからない不安から家に帰ろうとする，自分を脅かす医療処置に抵抗するなどである．しかし，これらの対処行動は，医療者によって徘徊・ケアの抵抗といった行動・心理症状（Behavioral and Psychological Symptoms of Dementia；BPSD）と判断されてしまい，行動制限を受けることも少なくないという現状がある．まずは，その人の言動の背景にある感情に焦点を当てて本人の困惑が低減する援助を行い，行動制限によって認知症患者のQOLの低下を招いてしまうことは避けなければならない．このような場合の適切な対応については日本看護倫理学会が作成した「身体拘束予防ガイドライン」[5]が活用できる．

また，認知症の経過においては，重症度によって認知症患者が抱える苦痛も異なる．重症度の評価にはさまざまな尺度が用いられているが，本稿では観察式で簡便な臨床認知症評価尺度（Clinical Dementia Rating；CDR）[6,7]（表3-5-2）に基づき，各時期の療養過程に応じた緩和ケアの特徴について述べる．

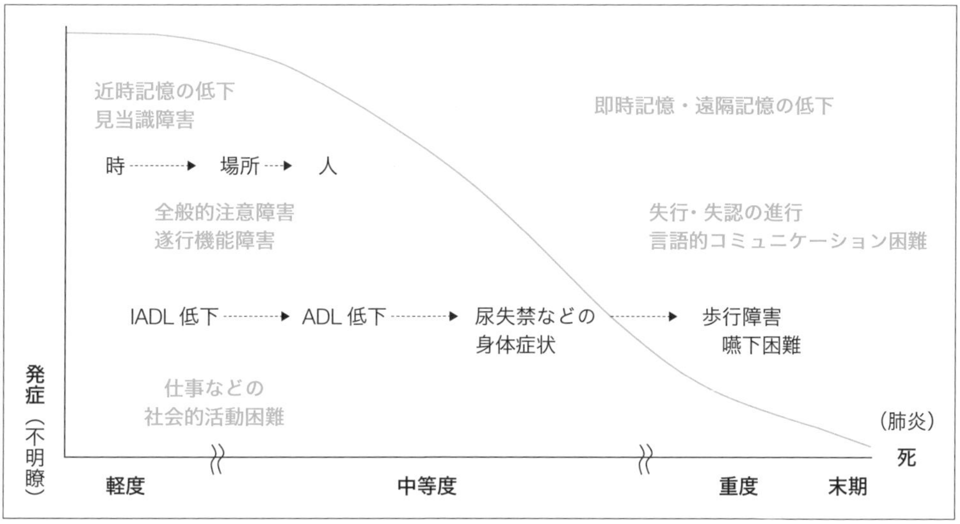

図3-5-1　認知症患者の療養過程の概要（アルツハイマー型認知症の場合）
（平原佐斗司：医療と看護の質を向上させる 認知症ステージアプローチ入門―早期診断，BPSDの対応から緩和ケアまで．p.14，中央法規，2013を参考に筆者作成）

表3-5-2　臨床認知症評価尺度（Clinical Dementia Rating；CDR）

	健康（CDR 0）	認知症の疑い（CDR 0.5）	軽度認知症（CDR 1）	中等度認知症（CDR 2）	重度認知症（CDR 3）
記憶	・記憶障害なし ・時に若干のもの忘れ	・一貫した軽いもの忘れ ・不完全な想起 ・出来事を部分的に思い出す良性健忘	・中等度の記憶障害，とくに最近の出来事に対するもの ・日常生活に支障	・重度記憶障害 ・高度に学習した記憶は保持，新しいものはすぐに忘れる	・重度記憶障害 ・断片的記憶のみ残存
見当識	見当識障害なし	左に同じ	時間に対しての障害あり．質問式検査では場所・人物の失見当はないが，時に地理的失見当あり	常時，時間の失見当，時に場所の失見当	人物への見当識のみ
判断力 問題解決	適切な判断力，問題解決能力あり	問題解決能力の障害が疑われる	・複雑な問題解決に関する中等度の障害 ・社会的判断力は保持	・重度の問題解決能力の障害 ・社会的判断力の障害	・判断不能 ・問題解決不能
社会適応	仕事や買い物，商売，金銭の管理，社会的グループ等で普段の自立した機能を果たせる	左記の活動の軽度の障害またはその疑い	左記の活動にかかわっていても自立した機能が果たせない	家庭外（一般社会）では自立した機能を果たせない	左に同じ
家庭状況および趣味・関心	家庭での生活，趣味，知的関心が十分保たれている	左記に同じ，もしくは若干の障害あり	軽度の家庭生活の障害 ・複雑な家事は障害 ・高度の趣味，関心の喪失	・単純な家事のみ ・限定された関心	家庭内不適応
介護状況	セルフケアは完全にできる	左に同じ	ときどき励ましが必要	着衣や衛生管理などの身の回りのことに介助が必要	・日常生活に十分な介護を要する ・しばしば失禁

（Hughes CP, et al：A new clinical scale for the staging of dementia. Br J Psychiatry, 140：566-572, 1982より）

1 発症初期～軽度の時期（目安：CDR 1）

前述したとおり即時記憶は保たれているので，たとえば，「危ないのでベッドから降りる時には必ず看護師を呼んでください」と説明した場合，その発話自体は理解できる．どうして自分がそのような説明を受けるのかまではわからないと感じても，わからない自分を知られたくないと思い，取り繕うこともある．そして，親切に説明してくれた看護師に，年配者として感謝を込めた応答をするだろう．しかし，近時記憶やエピソード記憶障害があるため，看護師からの説明の記憶を保持することは困難である．加えて，病棟の非日常の環境とそこにいる自分に困惑し，自分がいるべき場所に戻ろうとして，エレベーターに乗って帰ろうとするかもしれない．看護師が「説明したのに守れない」として注意すると，注意されたことによってさらに混乱してしまう．混乱が強くなければ，白衣を着た人の注意なので応じるという常識的応答はするであろう．しかし，「帰らなければならない」という本人の事情は解決していないので，また同様の対処行動を繰り返すことになってしまう．加えて，自分が困っているのに注意され続けると，自分自身が情けなくなる，気分が落ちこむ，あるいはそれでも自分で何とかしようとして，注意を無視して強行しようとするかもしれない．認知症患者のこれらの言動は，意識障害がある人に用いる「従命が入らない」という状態ではなく，本人なりの必死の対処行動なのである．

したがってこの時期には，入院による不安や困惑が低減できるよう，可能な範囲でベッド周囲に本人のなじみのものがある物理的環境の工夫（例：大切なペットの写真，時計やカレンダー，お気に入りのタオルケットを置くなど）が有効である[8]．また，本人が自分で何とかしようと対処している言動の背景にある感情に焦点を当てて，本人が対処しようとしている事情について，「今は対処しなくて大丈夫」と納得できるよう援助することが重要である．そして何よりも，入院中の社会的環境として影響の大きい看護師の言動によって不安や困惑を増強させてしまわないように，病棟全体の意識を高めることが必要である．

加えて，意思の確認が難しくなる前のこの時期に，終末期の迎え方について，日常的な会話のなかで本人の意思を確認できるようなアプローチも重要な緩和ケアである．

2 中等度の時期（目安：CDR 2）

認知症の原因となっている脳の病変が進行しているため，日常生活への支障が増大してくる．また，自分に生じている苦痛（痛い，息苦しい，お腹が張っている）を自ら言葉にして訴えることが難しくなるという困難を抱える．さらには，全般的注意力や判断力の低下が進むため，自分なりに何とか対処しようとしてもうまくいかないことが増え，治療への支障や転倒などを引き起こしやすくなる．そして，安全を守るために行動制限による対応がとられてしまうと，その弊害によってQOLの低下を招く．小楠[9]は，身体拘束を受けた当事者の語りから，生の意味を見失うほど苦悩していたという実態があったことを報告している．また，肉親が行動制限を受けている現状は，家族にも苦痛をもたらす．前述したガイドライン[5]を参考に，行動制限に頼らない看護の工夫をすることが求められる．

日常生活への支障は増大しても，たとえば排尿時間の観察に基づきトイレに誘い，便座に座っていただければ排尿ができる．また，座位の時に立ち上がろうとしてそわそわする動作が便意の仕草ではないかと推測したり，身体疾患の病態に基づいて疼痛部位を予測して患者を観察し，一定の動作で顔を歪める様子から疼痛部位を絞り込んだりすることによって基本的ニードの充足状態や苦痛の存在が理解できる．また，認知症患者の疼痛を把握するための尺度も開発されているので活用できる〔CHAPTER 2-1〕参照〕．苦痛の表現は個人差が大きいので，本人の生活歴を把握しながら生活行動習慣や対処行動の特徴，性格特性などが理解の手がかりになる．患者の苦痛が理解できれば，苦痛を緩和するための工夫も可能であり，BPSD発症を防ぐことにもつながる．

3 重度の時期（目安：CDR 3）

重度の認知症では，身近な人が認知できなくなる，感情表現が乏しくなるなどの中核症状が進み，自ら対処行動をすることも難しくなる．歩行や姿勢保持機能低下，摂食嚥下機能低下などが加わり，徐々に寝たきり状態になって身体的苦痛が増す．一方，本人から発せられる苦痛のサインは微弱になる．本人が抱えている身体的疾患の病態の把握，寝たきり状態に伴う合併症の予防，不動による不快や苦痛の緩和が重要となる．軽度から中等度の時期の療養過程を通して深めた個別性の理解，現在示している微弱なサインを手がかりに，適切なアセスメントと専門的ケアにより日常生活行動援助を丁寧に行うこと自体が緩和ケアとなる．

認知症が重度になると経口的な食事摂取が困難になり，その経過のなかで最後は肺炎で死亡することがもっとも多いといわれている[10)]．生命維持につながる課題に直面するが，この時期には本人自身による意思決定が難しい．家族も肉親の状態悪化に向き合い，意思決定にかかわることに葛藤を抱えることも少なくない．まずは，家族の思いや意向を聴き，必要時に医師との調整などを行い，意思決定を支援していくことが求められる．

おわりに

内閣府の平成29年度高齢者白書によると，2025年には65歳以上の高齢者の約5人に1人が認知症になると推計されており[11)]，認知症患者への緩和ケアは今後よりいっそう求められる．看護師は，認知症患者の療養過程を適切に理解し，本人と家族が抱える全人的苦痛をアセスメントしながら緩和ケアに取り組む必要がある．

次に示す事例では，同じことを繰り返し訴える方，疼痛を訴えることができないために興奮症状がみられる方への対応を通して，認知症患者への緩和ケアの実際を紹介する．

文献

1）日本認知症ケア学会認知症ケア用語辞典編纂委員会編：認知症ケア用語辞典．ワールドプランニング，2016.
2）日本神経学会 「認知症疾患治療ガイドライン」作成委員会：認知症疾患治療ガイドライン．医学書院，2017.
3）小山幸代：認知症ケアにおけるコミュニケーション．「看護におけるコミュニケーション・パラダイムの転換 ケアとしてのコミュニケーション」．深谷安子，北村隆憲編，pp.125-152，関東学院大学出版会，2018.
4) 平原佐斗司：医療と看護の質を向上させる 認知症ステージアプローチ入門－早期診断，BPSDの対応から緩和ケアまで．pp.13-16，中央法規，2013.
5) 日本看護倫理学会臨床倫理ガイドライン検討委員会：身体拘束予防ガイドライン．日本看護倫理学会，2015. http://jnea.net/pdf/guideline_shintai_2015.pdf（2021/2/1閲覧）
6) Hughes CP, Berg L, Danziger WL, et al：A new clinical scale for the staging of dementia. Br J Psychiatry, 140：566-572, 1982.
7) 大塚俊男，本間 昭監修：高齢者のための知的機能検査の手引き．p.66，ワールドプランニング，1991.
8) 小山幸代：認知症の人が安心できる環境を病棟でつくるにはどうすればよいですか？「認知症plus退院支援 一般病棟ナースのためのQ&A」．深堀浩樹，他編，pp.102-103，日本看護協会出版会，2019.
9) 小楠範子：拘束の弊害の一側面としてのスピリチュアルペイン．ホスピスケアと在宅ケア，18(3)：318-324，2010.
10) 飯島 節：認知症の終末期の医療およびケア．診断と治療，103(7)：965-969，2015.
11) 内閣府：認知症高齢者数の推計．平成29年版高齢社会白書（概要版）．https://www8.cao.go.jp/kourei/whitepaper/w-2017/html/gaiyou/s1_2_3.html（2021/2/1閲覧）

2 事例――深刻な表情で同じことを訴え続けるIさん

患者概要と療養過程

1 患者概要

Iさん，70歳代女性．アルツハイマー型認知症，高血圧で内服治療中．発熱・食思不振の精査目的で内科病棟に入院．夫（70歳代），長女（40歳代）との3人暮らし．

短大卒業後，保育士として勤務．結婚後は夫の実家が運営する保育園の事務として働きながら子育てをしていた．子育てが落ち着いた頃，夫が理事長就任，本人も事務長として運営を支えてきた．周囲に気を配り，職員から頼りにされていた．

2 療養過程

認知症患者が抱える全人的苦痛については，生活歴と発症時からの日常生活と，そのなかにおける本人の言動から推察して理解することが求められる．したがって，ここでの療養過程は，認知症の診断に至る時期からの入院，入院時から退院までの経過を示す．なお，Iさんの言動や症状が，前項の**表3-5-2**で紹介したCDRの評価項目（記憶/見当識/判断力と問題解決/社会適応/家庭状況および趣味・関心/介護状況）のいずれに該当するかを本文中に付記した．

(1) 診断から入院まで

- **X−3年**：同じことを何度も訴える（CDR：記憶），近所に買い物に行って道に迷う（CDR：見当識）などが目立つようになった．かかりつけ医より精神科受診を勧められ，長女の付き添いで病院の精神科を受診しアルツハイマー型認知症と診断され，認知症治療薬（アリセプト®）内服が開始となった．

家族の希望により，認知症の診断についてはIさんに伝えず，医師より「以前に飲んでいた薬と同じ種類の薬」と説明され，Iさんは頷いていた．Iさんの夫には長女から診断結果が説明され，夫は「やっぱりそうだったか」とがっかりした様子だった．

- **X−1年**：食事や排泄など身の回りのことは何とか自分で行っていたが，季節にあった身だしなみを整えられなくなり，長女が助言をしていた（CDR：介護状況）．Iさんは「ご飯を食べていない」（CDR：記憶）と訴え，自分で料理しようとするがうまくいかず，そのまま放置すること（CDR：家庭状況および趣味・関心）が増えてきた．また，そのようなIさんの行為に対して，危険だからと長女や夫が注意したり，制止したりすると，興奮して攻撃的な言動がみられるようになった．夫と長女は介護負担を感じながらも介護保険サービスは利用せず，仕事と介護を両立させていた．

(2) 入院当日から退院まで

- **X年（入院時）**：大切にしていたペットとの死別直後から部屋に引きこもり，食思不振，体重減少，微熱状態が続いた．長女の付き添いで受診したところ，精査目的で内科病棟に入院となった．

  入退院支援センターの老人看護CNS（以下，CNS）は，Iさんが病棟のベッドで入眠したタイミングで長女と面接し，長女を労うとともに入院についての心配事や看護師に伝えておきたいことがないか確認した．長女は，しっかり治療をしてもらい自宅に戻ってきてほしいと思っていることなどを話された．CNSは，認知症があることも考慮して看護したい旨を説明し，認知症と診断された経緯やその後の様子について質問し情報を得た（家族から得られた情報はX−3年前からの経過）．その後，長女と一緒に病棟に行き，Iさんは入眠していたため病棟看護師と情報を共有し，ベッド周囲の環境の工夫をすることになった．

  ▶「症状アセスメントと苦痛の緩和―1．重症度のアセスメントと緩和ケアの観点の確認」参照

  入院当日（15時）のIさんのバイタルサインは体温37.8℃，脈拍85回/分，呼吸17回/分，血圧130/70 mmHgであった．Iさんから「身体がしんどい」との訴えがあり，脱水と尿路感染を疑い抗生剤投与・補液のため点滴，アリセプト®内服中止，血液検査，X線検査などを実施した．緊張している様子はみられたが，その場の説明にうなずき，検査を受けていた．病棟看護師は点滴の自己抜去を防ぐためのケアを行った．

  ▶「症状アセスメントと苦痛の緩和―2．認知機能障害による治療への影響のアセスメントとリスクの回避」参照

  長女はトイレや洗面を手伝って，Iさんが20時に入眠するまで付き添った．Iさんは緊張して疲れたのか3時頃トイレに誘導した後は6時まで入眠した．

- **X年（入院翌日〜退院まで）**：Iさんは長女が持参したタオルケットと目覚ましに満足そうであった．点滴を気にする様子はみられたが，長女や看護師，自分自身でカードや説明用ボード（図3-5-2）を確認し，点滴治療を受けることができた．

  肝機能に異常値がみられ精査が必要となったが，体温は平熱になり感染徴候も低下してきた．3日目より全粥軟菜の食事が開始されたが，摂取量は半分くらいであった．5日目より，夫や娘を探して病棟内を歩きまわる，荷物をまとめて帰ろうとするなどの行動

がみられた．看護師から，今入院中であることを説明すると，「じゃあ，ここで待っています」と椅子に座るが，少し経つとナースステーションに「帰ります」と訴えるということが続いた．夕方，「暗くなったので帰らせていただきます」とナースステーションに来たIさんに，病棟のリーダー看護師が寄り添ってコミュニケーションをとり，帰らなくても大丈夫であると納得してもらうことができた．

▶「症状アセスメントと苦痛の緩和―3．繰り返しの訴えが示す苦痛のアセスメントと苦痛を和らげるケア」参照

談話室に患者や看護師が集まっている場面では，保育園の事務長として対応をしなければならない焦りを病棟看護師に深刻な表情で繰り返し訴えるという言動がみられるようになった．Iさんが何に焦っているのかを理解したいと考えた担当看護師は，チームメンバーの協力を得てIさんと対話をした．その後，Iさんの訴えは少しずつ少なくなっていった．▶「優先して取り組んだ緩和ケア―スピリチュアルな苦痛への対応」参照

また，担当看護師は，肝機能の精査が外来で可能ならば退院できるのではないかとリーダー看護師に相談し，医師への確認を経て入退院支援センターへ依頼し，2日後に自宅退院することができた．

症状アセスメントと苦痛の緩和

1 重症度のアセスメントと緩和ケアの観点の確認

CHAPTER 3-5)-①で述べたとおり，認知症はその療養過程における時期や重症度によって緩和ケアの観点が異なる．したがって，緩和ケアを実践する看護師として認知症の重症度を把握しておく必要があり，本事例でもCNSが長女に認知症診断前後の経過を尋ねている．認知症の重症度のアセスメントは，問診により得られる日常生活における本人の言動が鍵となるからである．

IさんのX-3年からX-1年の「療養過程」をCDRの評価項目との対応から総合的にみると，IさんはCDR 1に該当し，軽度認知症ととらえることができる．ゆえに，CNSと病棟看護師は軽度認知症のIさんの入院による不安や困惑を低減できるように，「自分はここにいてもよい」と感じることができる物理的環境を整える[1]ことにした．具体的には，入院前からIさんがなじんでいるものをベッド周囲に置くことができるよう長女にその理由を説明し，使い慣れている寝具やカレンダーなどを病室に持ってきてほしいと依頼した．また，入院していることをその都度確認できるように説明用ボード（図3-5-2）を準備し説明した．長女は少し涙ぐみ，「私の名前も書いておきたい」「明日，母がずっと使っているタオルケットと目覚まし時計を持ってきます」と話した．翌日，長女が持参したものがIさんのベッド周囲に整えられた．長女の母親への思い，Iさんの長女への思いは，生活歴や入院までの経過から推察できる．長女への労いを忘れず，協力して緩和ケアに取り組むことが重要である．

2 認知機能障害による治療への影響のアセスメントとリスクの回避

効果的に治療を受けられないと，身体症状による苦痛の緩和を図ることができない．し

たがって，認知機能障害によってIさんが受ける点滴治療にどのようなリスクがあるのかを予測し，予防していくことが必要となる．CHAPTER 3-5)-①で述べたように即時記憶は保持されているので，本人がわかるように平易な言葉で，聞き取りやすいようにゆっくり説明すれば，その場での理解を得ることができる．しかし，近時記憶障害，エピソード記憶障害があるため，その理解を保持しておくことは困難である．理解の保持が困難でも，その場では理解できるのであれば，その都度理解を促す工夫をすることができる．病棟看護師は，点滴施行時に「お熱を下げる大事なお薬を入れているので，点滴には触らないでください」と説明し，念のためその旨を書いたカードもルートにつけておくことの了解を得て実施した．また，本人から注射針刺入部が見えないように衣服を調節し，医師と相談してできるだけ短時間で終了する工夫をして，Iさんが抱えるリスクに対応した．

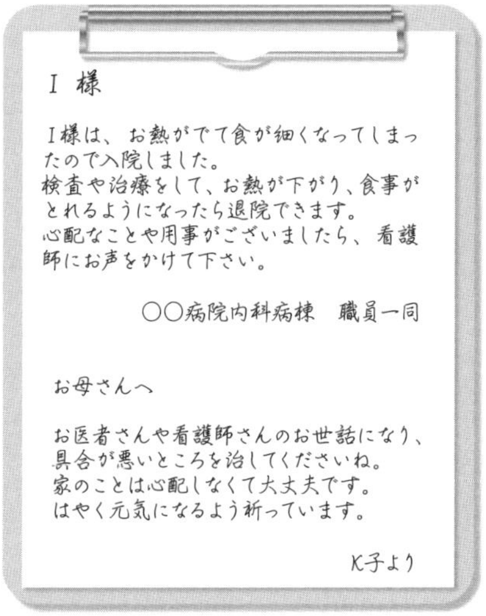

図3-5-2　説明用ボード

3 繰り返しの訴えが示す苦痛のアセスメントと苦痛を和らげるケア

先述したとおり，Iさんは入院5日目から「帰りたい」と繰り返し訴えるようになったが，リーダー看護師の対応により，「帰らなくても大丈夫である」と納得してもらえた．その際，リーダー看護師（対話例および解説では「NS」と記載）がどのようにIさんに寄り添い，コミュニケーションを図ったかを，実際の対話を通して解説する．

01　**NS**：(Iさんの視野に入り，ゆっくり穏やかに）Iさん，暗くなったからお帰りにな
02　　るのですか？
03　**Iさん**：そうなの，暗くなったからK子（長女）が心配している．
04　**NS**：K子さん，昼間いらっしゃってましたね．
05　**Iさん**：そうだったかしら．
06　**NS**：K子さん，何か伝言を書いていかれませんでしたか？
07　**Iさん**：そう？
08　**NS**：お部屋に戻って，一緒に探してみましょうか．
09　**Iさん**：そう，あなたが言うのだったら．

本人が繰り返し訴えるということは，本人にとって一番気になっていることであり，一番解決したいことであるととらえることができる．近時記憶障害，見当識障害があり，自分がなぜここにいるのかが不確かななか，不確かでない自分の居場所に帰ろうとすることは当然の対処であるともいえる．Iさんは帰ろうとして困っているのである．

NSの最初の発話01は，Iさんの「困っている」という気持ちに焦点をあてた発話である．この発話は，相手が言ったことを自分の言葉に置き換えて繰り返す「言い換え」の技法で

ある．これは認知症患者に対してのみ用いる特別な方法ではなく，「聴き方」の技法の一つであり，話し手は，自分の話が聴き手にきちんと伝わったと実感できる．また，「聴き方」以外の目的にも応用でき，押しつけがましくならずに相手から情報を引き出すことで，発言の裏にある相手の事情がわかることがあるといわれている[2]．この対話においても，「帰らなければ」という気持ちにつながるIさんにとっての事情（娘が心配している）が引き出されている（03）．Iさんが困っている事情や理由がわかれば，Iさんの納得につながる解決のための手助けが可能になる．

また，NSの発話（01）が質問形式で言い換えていることにも意味がある．CHAPTER 3-5）–①で述べたとおり，認知症になっても，即時記憶や長年かけて身につけている日常会話のルールなどは保持されている．質問に対して応答することは日常会話のルールであるため[3]，IさんがNSの質問にしっかり応答していることがわかる〔CHAPTER 3-1）–③のNOTE①参照〕．その後のNSとIさんのコミュニケーション（04～09）は，Iさんに「娘さんは心配していないから大丈夫」と納得してもらえるように方向づけられていることがわかる．この対話の後，IさんとNSは病室に戻り，「Iさんが入院していることをその都度確認できるようにした説明と，長女が一言添えたボード」を一緒に確認し，Iさんは娘が心配していないことを納得し，帰らなければならない事情がなくなったため，「帰らなければ」という困りごとは解決した．

看護師の非言語的コミュニケーションも重要である．慌ただしい業務の合間の短い言葉かけでは，看護師は伝えたつもりでも，全般的注意障害がある認知症患者には伝わっていないことが少なくない．伝わらないばかりでなく，看護師の言動が認知症患者の困惑を増強させる社会的環境となってしまうおそれがある．認知症ケアの新しい技法として注目を集めているユマニチュード® ▶NOTE⑪参照 では，相手に正面から近づき，相手の視線をつかみにいく，目が合ったら2秒以内に話しかけることなどの具体的な技法[4,5]が紹介されているので参考にされたい．

ユマニチュード®（Humanitude）　NOTE ⑪

ユマニチュード®はイブ·ジネストとロゼット·マレスコッティにより考案された，知覚·感情・言語による包括的コミュニケーションに基づいたケア技法である．さまざまな機能が低下しケアが必要な状態になっても，最期まで尊厳をもって暮らし続けることを支えるために，ケアを行う人々がケアの対象者に「あなたのことを，私は大切に思っています」というメッセージを常に発信し，その人の“人間らしさ”を尊重し続けることがユマニチュード®の状態であると定義づけられている[4]．2012年に日本に紹介され，2014年に研修開始，2019年には日本ユマニチュード学会が設立され，講演・研修会・学会が開催されている．

優先して取り組んだ緩和ケア―スピリチュアルな苦痛への対応

スピリチュアルペインは多義的な概念であり，統一した定義は見出されていないため，ここでは，CHAPTER 1-3）で紹介されている村田の理論モデルに基づいて作成された「Spiritual Pain Assessment Sheet（SpiPas）」（図3-5-3）[6] を参考にアセスメントを試みる．

Iさんは，認知症になるまでの長い間，事務長として役割を果たしていた．Iさんは近時記憶やエピソード記憶，時間の見当識障害があるが，談話室に患者や看護師が集まっている場では，保持している遠隔記憶がよみがえり，自分は事務長としての仕事をしなければならないが，できないこと（[5]），自らの社会的役割を果たせないこと（[6]・[7]・[8]）に焦り，【自律性のスピリチュアルペイン】を抱えていると理解することができる．

また，入院後の経過からは，【関係性のスピリチュアルペイン】である家族の心配（[1]）や孤独感（[2]）も抱いているとアセスメントできる．認知症では自分自身が何者であるかという見当識が障害されることはまずない[7] といわれており，これまでの人生で培ってきた自尊感情も失われない．即時記憶も遠隔記憶も保持している軽度認知症患者は，特にスピリチュアルペインを抱きやすいといえよう．

担当看護師が，Iさんが何に焦っているのかを理解したいと思い対話したことは，スピ

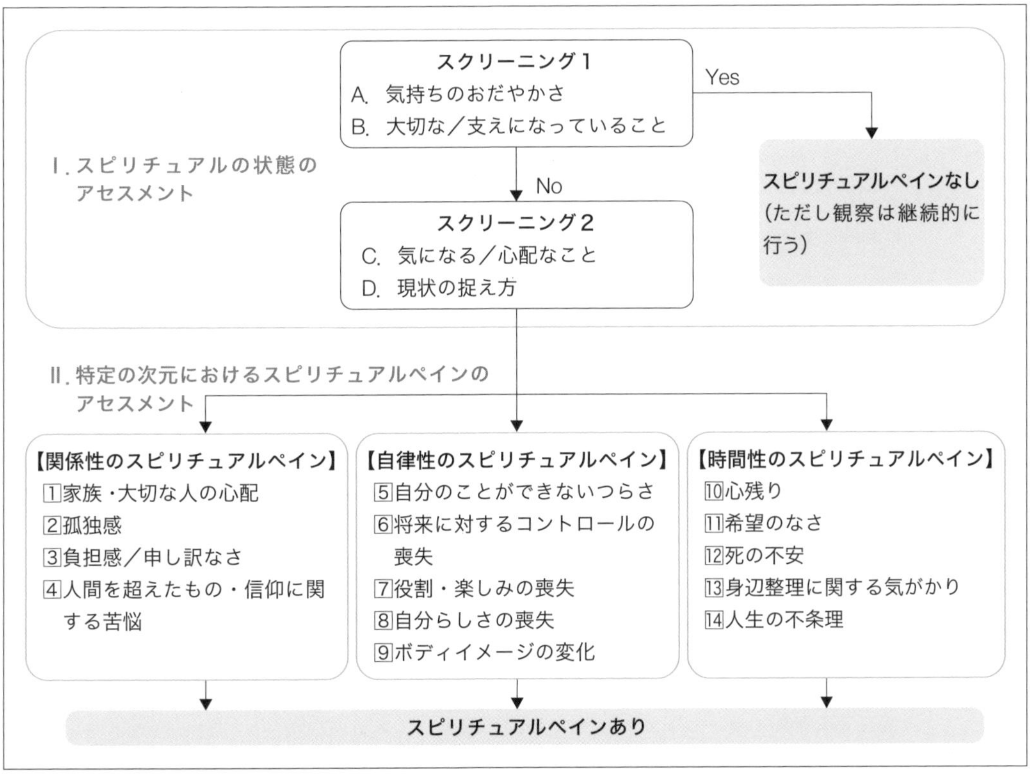

図3-5-3　Spiritual Pain Assessment Sheet（SpiPas）
（田村恵子，他：スピリチュアルペインのアセスメントとケア計画の立て方．「看護に活かす スピリチュアルケアの手引き 第2版」．田村恵子，河　正子，森田達也編，p.30，青海社，2017より許諾を得て転載）

リチュアルケアといえるだろう．具体的な対話内容は以下のとおりである．

- 看護師は落ち着いて話ができるよう対話時間をとるため，チームメンバーの協力を得た．そのうえで日当たりの良いラウンジに一緒に座って，まず本人が気にしている事務長の仕事のことについて，質問を投げかけた．
- Iさんは事務長として自分が夫と長女と頑張ってきたことなどを一気に話した．
- 看護師が「頑張ってこられたんですね」と応答すると，「ありがとう．でも今は何もしないでふらふらしているだけ」と寂しそうだった．
- 看護師は，「たくさん話されたから疲れたでしょう」と病室に戻って説明用ボードを一緒に確認した．看護師が「娘さんに大切にされていらっしゃるのですね」と話すと，Iさんは「そうね．娘のためにもう少し頑張らないと」と穏やかに話された．

傾聴してくれる相手に高齢者が行うライフレビュー ▶NOTE⑫参照 は自然で普遍的な心的過程であり，認知症のある高齢者への効果として，情緒機能の回復，意欲の向上，支持的・共感的な対人関係の形成などがある．認知症が軽度の時期には，人生全体を現在の視点から眺めなおし，統合していく語りが展開されることも多く，自己受容や人生の統合といった側面もあると報告されている[8)]．Iさんの「そうね，娘のためにもう少し頑張らないと」と穏やかに話された反応からも，新たな自分の役割に思い至り，情緒が安定したことがわかる．しかし，一般病棟において，入院により生じている家族の心配や孤独感へのアプローチは困難である．そこで，担当看護師はIさんの早期退院を検討・提案し，実現させたのである．

おわりに

本事例で病棟看護師とCNSは，軽度の認知症のある高齢者が慣れない入院生活のなかで不安や困惑が大きくなること，今その時の本人にとっての事情に自分なりに対処しようとしてうまくできずに焦りや困惑を感じていることを理解したうえで，それらを低減するケア，すなわち緩和ケアを実践している．また，軽度認知症の高齢者が抱きやすいスピリチュアルペインの存在も感じ取り，じっくり話を聴き，ライフレビューをしている．

長い人生を生き抜いてきた高齢者は，認知症があっても，看護師のアプローチを受け入れ，そのアプローチに応えることができる方々であることがこの事例からもわかる．その

ライフレビュー（人生回顧） NOTE ⑫

ライフレビューは，過去を振り返って整理し，その意味を問い直すという過程であり，回想法の一形態と考えられる．回想法は，治療的に行う場合は専門的訓練を背景に行わなければならないが，基礎を習得することによって，高齢者にかかわるさまざまな職種の人が日々のケアに応用できるといわれている[9)]．

人が本来もっている力を発揮して生活できることも，軽度認知症の高齢者のその人らしい生活の一部であり，生活の質にも関係するといえよう．

このような緩和ケアをすることによって，認知症患者がBPSDと判断されてしまうような対処をしなくてよくなり，病棟全体でもBPSDと重なる言動への対応に苦慮する場面が少なくなると考える．

文献

1）小山幸代：認知症の人が安心できる環境を病棟でつくるにはどうすればよいですか？「認知症 plus 退院支援一般病棟ナースのためのQ&A」．深堀浩樹，他編，pp.102-103，日本看護協会出版会，2019.
2）杉本なおみ：医療者のためのコミュニケーション入門．pp.8-21，精神看護出版，2005.
3）小山幸代：認知症ケアにおけるコミュニケーション．「看護におけるコミュニケーション・パラダイムの転換　ケアとしてのコミュニケーション」．深谷安子，北村隆憲編，pp.125-152，関東学院大学出版会，2018.
4）本田美和子，イヴ・ジネスト，ロゼット・マレスコッティ：ユマニチュード入門．pp.40-63，医学書院，2014.
5）伊東美緒：認知機能が低下している患者さんの「意思」を尊重する．「ユマニチュードと看護」．本田美和子，伊東美緒編，pp.145-155，医学書院，2019.
6）田村恵子，他：スピリチュアルペインのアセスメントとケア計画の立て方．「看護に活かす スピリチュアルケアの手引き 第2版」．田村恵子，河　正子，森田達也編，pp.27-49，青海社，2017.
7）博野信次：臨床認知症学入門 正しい診療 正しいリハビリテーションとケア．改訂2版，pp.24-26，金芳堂，2007.
8）柴﨑　望：軽度認知症への心理的アプローチ．「認知症の緩和ケア」．平原佐斗司，桑田美代子編，pp.44-50，南山堂，2019.
9）矢部久美子：回想法　思い出話が老化をふせぐ．pp.21-29，河出書房新社，1998.

3 事例――がん疼痛を訴えられず，興奮を繰り返すJさん

患者概要と療養過程

1 患者概要

Jさん，80歳代女性．夫（90歳代）と2人暮らし．子どもはいない．要支援2の介護認定を受けており，夫とともに週1回デイサービスを利用しながら在宅生活を送っていた．

会社勤めをしていたが，結婚後は専業主婦であった．手芸が趣味でアルツハイマー型認知症と診断される1年前まで教室で人形づくりを教えていた（CDR：家庭状況および趣味・関心）．おしゃれ好きで，髪型など整容に気をつかっていた．

2 療養過程

認知症のある高齢者が悪性疾患を発症し，言語的な表出が減少していくなかで病状の進行に伴って生じる苦痛や症状を想像し，非言語的に表出される現象と結びつけながら苦痛緩和を図っていくことが求められる．ここでは，言語的な表出が可能であった胃がんの診

断から治療の時期と，言語的な表出が困難になった看取り期から最期までの療養経過に分けて示していく．なお，Jさんの言動や症状が，CHAPTER 3-5)-①の表3-5-2で紹介したCDRの評価項目（記憶/見当識/判断力と問題解決/社会適応/家庭状況および趣味・関心/介護状況）のいずれに該当するかを本文中に付記した．

(1) 胃がん診断から治療の時期

- **X−2年**：食事をしたことを忘れるようになった（CDR：記憶）．Jさんの姉が心配し総合病院を受診し，アルツハイマー型認知症と診断され，認知症治療薬の内服が開始された．日常生活動作は自分で行えていたが，衣服を着替えようとしても着方がわからないことがあり，夫が見守りをしていた（CDR：介護状況）．
- **X年（胃がんの診断〜入院後2週間）**：食べ物が胸のあたりでつかえる感じがあり，消化器内科を受診し検査を施行した．胃噴門部に全周性の腫瘍があり，胃がん（噴門部がん）と診断された．検査結果はJさん，夫，Jさんの姉に伝えられ，胃の噴門部にがんがあり食事の通過が難しいこと，他臓器への転移は認められず手術が適応であることが説明された．Jさん本人が「病気を治したい．できるなら手術を受けたい」と希望されたため，説明当日に入院となり，入院7日目に胃亜全摘術が施行された．腹膜播種と腫瘍の動脈浸潤が認められ，腫瘍は摘出できず，空腸瘻のみ造設し閉腹した．
  手術後，半覚醒状態で病棟のナースステーションの隣の個室に帰室した．空腸瘻のほかに点滴と酸素，膀胱留置カテーテルが挿入されていたため，両手にミトン型抑制帯を装着した．
  夜間巡回で看護師がJさんの様子を確認したところ，病衣と布団が乱れ，酸素マスクが外れていた．開眼していたため声をかけたが視線が合わず，天井のほうをぼんやり見つめながら，小さな声でぶつぶつと話していた．看護師が身体をさすりながら「どこか辛いですか」と声をかけると，数秒おいてから「そうよ．お父さんにご飯を作らないと」と発語し，しばらくの間，両手をばたつかせた後に閉眼した．
  巡回時は覚醒していたが，ぼんやりとしており，手術前に比べて返答スピードが遅いことからせん妄を発症していると判断した．▶「症状アセスメントと苦痛の緩和—2. せん妄への対応」参照
  手術翌日に手術前の居室に移動し，酸素マスクは中止，膀胱留置カテーテルを抜去し，点滴は抗生剤のみ抜き差しで実施した．空腸瘻は腹帯で見えないようにした．術後3日目には意識障害が改善し，手術前の状態に戻った．
  手術翌日より流動食が開始されたが，摂取量は0〜20％程度であり，時折，嘔吐が認められた．ベッド上ではセミファーラー位で過ごし，食事とトイレ時は車いすに乗車した．
- **X年（入院後2週間〜2か月）**：看護師が「今日の朝ご飯は食べられましたか？　ご飯を食べた後に胸のところがむかむかしたり，気持ち悪くなったり，痛みが出たりしていませんか？」と尋ねると，眉間にしわを寄せて考え込んでいる様子であったが，しばらく待っても何の返答もなかった．そのため，「身体でつらいところはありますか？」「今，何か困っていることはありますか？」と尋ねてみると，「身体がだるくて横になりたい」「トイレに行きたい」など，身体に生じていることや生理的な要求を言葉で返答した．
  ▶「症状アセスメントと苦痛の緩和—1. 重症度のアセスメントと緩和ケアの観点の確認」参照

3分前に伝えた内容は覚えておらず，近時記憶障害が認められていた（CDR：記憶）．ふらつきがあったため，必要時はナースコールを押すように説明するが，「わかりました」と返答するもののナースコールを押すことはなく（CDR：記憶），離床センサーで対応していた．病院にいることがわかる時とわからない時があり（CDR：見当識），看護師や夫は病院にいることを繰り返し伝えていた．胃がんを発病し入院していることや手術を受けたことは忘れてしまっている（CDR：記憶）．

手術直後は少量の流動食を摂取していたが，手術後2週間目頃からほとんど摂取しなくなり，低栄養状態が進行し易疲労性が増強していった．低栄養を改善するために空腸瘻より経腸栄養剤の投与が開始された．傾眠で過ごす時間が長くなり，声をかけると一時的に開眼し短時間の会話は可能だが，すぐに閉眼するようになった．

Jさんの夫は毎日面会に訪れ，Jさんが好きな果物を持参したり，身体を気づかう言葉をかけていた．夫は脳血管障害の既往があり，軽度の認知機能低下を認めている．主治医から夫と姉に，Jさんの生命予後は月単位程度であることが説明され，今後の療養先について自宅か療養型病院，介護施設の選択肢が提示され，考えてほしいと伝えられた．

夫はJさんが家に帰りたいと訴えるため望みを叶えてあげたいが，空腸瘻から経腸栄養剤を投与する自信がなく，自宅退院を決断できずにいた．しかし，妻と一緒に暮らすことを望み夫婦一緒に入所できる有料老人ホームへの入所を希望し，入所に向けた調整が始まった．

夫は，Jさんを住み慣れた自宅に一度は連れて帰ることを希望し，有料老人ホームに入所するまでの期間に外泊・外出も検討された．しかし，外出が決定した前日に発熱し，外出が延期となった．その頃から言葉かけに返答しなくなり，予後は数週間であると医学的に判断され，病院で看取りの方針となった．

(2) 興奮が繰り返し出現した時期（終末期）

- **X年（入院後2～3か月）**：Jさんは眠る時間が長くなり，発語はまったくなくなった．ベッド上での体動も少なくなっていたが，トイレへ行こうとする動作は認められたため，ベッドに内蔵されたセンサーを使用し，行動を早期にキャッチしながら，看護師の介助のもとで座位姿勢をとり続けられる身体状態までポータブルトイレを使用することとした．

▶「優先して取り組んだ緩和ケア―1．生理的ニーズの充足のためのケア」参照

夫はゴムでまとめられたJさんの髪を見ながら，「妻は髪を洗うことが大好きだった．できれば髪をきれいにしてやりたい」と洗髪を希望し，看護師はJさんの母親の形見である櫛で毎日髪をとかし，疲労の程度を把握しながら洗髪を実施した．また四肢の冷感が強い時は，手浴や足浴，好きな香りのアロマオイルを用いてハンドマッサージなどを実施した． ▶「優先して取り組んだ緩和ケア―2．心地良いと感じられるケア」参照

発熱後，1週間経過した頃から，Jさんは突然大きな唸り声をあげるようになった．看護師はなぜ唸り声をあげているかわからず，「どうしたのですか？　どこかつらいですか？」と声をかけるも，開眼せず返答もなかった．唸り声は認知症による興奮症状ととらえて様子をみていたが，認知症による脳の脆弱性に加え，炎症によりせん妄を発症し

たのではないかと考えた．しかし，Jさんの意識状態の把握が困難であったため，判断ができなかった．▶「症状アセスメントと苦痛の緩和—2. せん妄への対応」参照

面会に来た夫は，唸り声をあげる妻にどう対応していいかわからず，居室の前の廊下を行ったり来たりしていた．看護師が声をかけると，「自分はここにいても何もしてやれない」と嘆いた．夫は唸り声をあげる妻を目の前に，何もできない情けなさを感じながら，どう対応してよいかもわからず，じっとしていられない状況であった．

▶優先して取り組んだ緩和ケア—3. 家族の精神的ケア

看護師は，毎日面会に来るだけでも大変なことだと夫を労いながら，夫がいない時間のJさんの様子を積極的に伝えるようにした．また，「開眼をしなくてもご主人がそばにいることをJさんは感じており，ご主人が声をかけたり，身体をさすったりすることで安心感が得られている」と伝えた．訴えを言葉で表出できないために唸り声となっているが，医療者もできるかぎり苦痛は取り除きたいと考えていることも説明し，ご主人が気づいたことは遠慮せずに看護師に伝えてほしいこと，一緒に取り組んでいきたいことを伝えた．夫はベッドの脇に腰かけ，Jさんの手をさすりながら，昔の思い出や日常にあったことを言葉にして伝えていた．

Jさんは認知症ケア加算の対象であり ▶NOTE⑬参照，医師や老人看護CNS（以下，CNS）など多職種で構成される認知症ケアチームの回診が実施されていたため，唸り声をあげる回数が増加していることを回診時に報告・相談した．唸り声をあげるようになった数日後，唸り声とともに呼吸が促迫したり，お腹を触る動作が認められていたことがわかり，がんによる狭窄や浸潤などによるがん疼痛が存在する可能性が高いとの助言があった．▶「症状アセスメントと苦痛の緩和—3. がん疼痛への対応」参照

また，認知症ケアチームからは鎮痛薬の投与を開始し，唸り声の回数や大きさ，表情や身体を押さえる・さする・庇う動作や呼吸を含むバイタルサインの変動を経時的に観察していくことを提案され，看護師は主治医に報告し，鎮痛薬としてNSAIDsの使用が開始された．しかし，鎮痛薬投与後も唸り声の頻度が徐々に増加したため，持続性疼痛治療剤のフェンタニル（フェントス®テープ）の使用が開始された．フェントス®テープ開始後に唸り声は消失したが，2日後に再度唸り声が出現し，レスキューを使用しても苦痛様表情と唸り声が増強していた．夫は「辛い思いはさせたくない．できるだけ苦しくないように過ごさせてやりたい」と訴え，末梢点滴より医療用麻薬の持続投与が開始された．投与後は唸り声が消失し，1週間後に夫と姉に見守られるなかで，穏やかな表情で永眠された．

症状アセスメントと苦痛の緩和

1 重症度のアセスメントと緩和ケアの観点の確認

本節でたびたび述べられているとおり，認知症を有している場合，認知症の重症度の把握，認知機能の低下をふまえた看護実践が緩和ケアにつながる．重症度のアセスメントは，

Jさんと直接かかわった時の言動から把握することができるが，長い年月をかけて認知機能の低下が進行し現在に至っている．Jさんの生活歴や日常生活における言動の変化などから経時的に把握することが必要であり，Jさん本人から得られない情報についてはJさんをよく知る家族から情報を得ながら重症度をアセスメントしていく．

Jさんの療養過程をCDRの評価項目との対応から総合的にみると，JさんはCDR 2に該当し，中等度認知症ととらえることができる．認知症は脳の病変が進行していくために記憶障害が進行し，情報処理が困難なためにコミュニケーション能力が低下していく．話し言葉による音声は外耳から中耳，内耳を経て聴神経を通って伝えられ，受診された音声は大脳皮質で意味が理解されると返答内容を検討し，運動神経を通り発声器官を用いて言葉で返答する[1)]．しかし，認知症の進行とともに受け取れる範囲と容量が縮小しているので，残された能力に適合するメッセージでなければ受け取ることが難しい[2)]．中等度認知症の段階では長い会話の理解ができなくなり，発する語彙も減少するため，受け取れない容量で話しかけること自体がコミュニケーションを阻害してしまう．Jさんは長い文章で伝えた内容を記憶して返答することができないが，1文が4～6単語程度で構成される短い文章で伝えれば返答ができたため，Jさんの反応をみながら言語的コミュニケーションをとり続けていった．病状の進行とともに発語は減少し無言状態になったが，伝えられた内容を理解する能力は残りやすいため，言葉をかけ続けていくことで孤独や寂しさなどの苦痛を緩和していくことができる．

この段階では，自分の身体の中で生じていることが理解できず，それを言葉にして表出することも難しくなっていく．痛みや症状に伴う苦痛，尿意や空腹などの生理的な欲求を理解することが難しくなるため，自分で対処しようとしてそわそわと歩き出したり，興奮したり，帰宅欲求などの言動として表れたりする．このような言動がみられる時，言動のみに焦点をあてて対応しても解決はできない．言動の背景や要因は何なのかを考える視点をもち，言葉で伝えられない苦痛や欲求を多面的にアセスメントし，想定される要因に対してケアを実践していくことが苦痛緩和を行ううえで重要となる．

認知症ケア加算 NOTE ⑬

2016年度の診療報酬改定で新設された加算であり，認知症高齢者の日常生活自立度判定基準のランクⅢ（日常生活に支障をきたすような症状・行動や意思疎通の困難さがみられ，介護を必要とする）以上の患者に対し，病棟の看護師や専門知識を有した多職種などが適切に対応することで認知症症状の悪化を予防し，身体疾患の治療を円滑に受けられることを目的とする．対象患者には入院前の生活状況の情報を収集し，それらをふまえたアセスメントを行い，看護計画に反映する．BPSDがみられる場合には，その要因をアセスメントし，症状の軽減を図るための適切な環境調整やコミュニケーションの方法について検討することとされている．

2 せん妄への対応

認知症があることでせん妄を発症しやすくなるが，言語的な表出が少ない状況のなか，その現象が認知機能の低下によるものなのか，せん妄症状なのかを判断することは難しい．認知症では中核症状の記憶障害や見当識障害が認められるが〔CHAPTER 3-5）-①参照〕，意識は清明である．認知症患者にせん妄が発症した場合，中核症状に意識障害が加わるため，認知機能のさらなる低下が認められる．認知機能だけに着目すると認知症が進行したととらえられ，せん妄の発見が遅れてしまう．

意識障害はスピード（素早く反応できるか；覚醒度・清明度）と，正確さ（返答内容がどの程度正しいか）から評価する．手術前のJさんは，声をかけると視線が合い，記憶できる長さの文章で伝えれば適切な返答ができていた．しかし，手術後は視線が合わず，声かけに対しても手術前より返答が遅くなり，返答内容も問いかけに対応していないことから軽度の意識障害を発症していると判断された．また，病衣に乱れがあり，声かけをしても覚醒を維持できないことから注意障害を伴っており，せん妄を発症していると判断できる．手術が直接因子となり，創部痛やチューブ類の挿入に伴う体動制限，ベッド移動による環境変化がせん妄の促進因子と考えられた．

手術に伴う貧血の進行や炎症症状の悪化，電解質異常は認められず，せん妄の改善に向けて，創部痛の緩和，体動制限を最小限にする，なじんだ環境を整える，日常生活リズムを整えるケアを実施していった．手術翌日に酸素投与は中止となり，膀胱留置カテーテルを抜去し，空腸瘻は腹帯を使用し見えないようにした．点滴は抗生剤のみ抜き差しで実施した．チューブ類がなくなったため今までの居室にベッドを移動し，なじんだ空間で過ごせるようにした．鎮痛薬を定時で使用しながら，日中は上半身を挙上する時間を設けたり，車いすを使用してトイレで排泄するように促した．

このようなケアにより，術後3日目には意識障害が改善し手術前の状態に戻った．せん妄の直接因子は手術であったが，手術による直接的な侵襲は小さく，促進因子が作用したものと考えられた．促進因子と考えられるすべての要因にアプローチすることでせん妄の遷延を防止できた．

Jさんは発語が少ないため意識障害を把握することが難しいが，手術前の状態と比較して少しでも変化が生じている場合はせん妄発症を疑い，考えられる因子に対しアプローチしていくことがせん妄の早期改善につながり，自分では環境や状況を改善できない認知症患者の緩和ケアにつながる．

3 がん疼痛への対応

Jさんは入院する2年前にアルツハイマー型認知症の診断を受けていたが，入院直後は簡単な会話が可能であり，明らかなBPSDの出現もなく穏やかに過ごされていた．入院による環境変化，病状の進行や低栄養状態による易疲労性により会話の機会が減少し認知機能も低下していった．発語が減少し，自分の身体の中に何が生じているのかもわからず，「痛い」「辛い」などの苦痛を言葉で表出できなくなっていた．進行性胃がん，腹膜播種により根治的治療が望めず，病状が進行していく過程で嘔吐，食欲低下をきたし，がん疼痛が出現し身体的苦痛が増強していた．

看護師は突然の大きな唸り声を聞き，アルツハイマー型認知症のBPSDによる興奮が原因ではないかと考えた．認知症患者が興奮する場合，その場の状況に依存することが多く，特に人的環境である看護師とのコミュニケーションや処置，ケアの場面で生じやすいことを理解していたが，Jさんは1人で過ごしている時も唸り声を上げていた．予後数週間の時期にあるJさんが繰り返し大声をあげることは体力の消耗を進行させるのではないかと考えたが，この段階で抗精神薬を使用すると過鎮静状態を招くおそれもあり，対応に苦慮していた．また，発熱によりせん妄を発症した可能性も考えられたが，Jさんに声をかけても返答がなく，意識状態も確認できないため，せん妄かどうかの判断が困難であった．

CNSは看護師に対し，認知症のない患者が同様の病態を呈していた場合に，どのような症状を訴え，どう対応しているかを振り返りながら，Jさんに生じている苦痛を推測していくことの重要性を伝えた．Jさんは発語ができる時にはがん疼痛を訴えることがなかったが，発語ができなくなっても疼痛が生じていないとは言えず，お腹を触る動作やバイタルサインの変化は痛みの存在が疑われる重要なサインであることを共有した．

がん疼痛が存在していることを前提とした疼痛緩和の対応が必要であり，鎮痛薬の使用を開始した．唸り声を含め，非言語的に表出される苦痛のサインを経時的に観察し，鎮痛薬の投与開始後に唸り声が消失したことから，唸り声を疼痛増強のサインととらえ，疼痛が増強する前に鎮痛薬を使用したり，作用の強い鎮痛薬へ変更していくことで苦痛の緩和につなげた．

優先して取り組んだ緩和ケア
—生理的ニーズの充足のためのケア・心地良いと感じられるケア・家族の精神的ケア

1 生理的ニーズの充足のためのケア

悪性疾患の進行により身体機能が低下しても，生理的なニーズや要望を言語的に表出し伝えられれば，看護師は身体状況をアセスメントしながらできるかぎり本人の要望に対応すべく方法を考え実践する．しかし，言語的に訴えられない場合はどのように対応すればよいのだろうか．たとえば，ふらつきがあるにもかかわらず，生理的ニーズによって患者がベッドから降りようとする行動を把握した時，その行動のみに着目し，転倒・転落を懸念し行動を制止する対応をとってしまうことはないだろうか．訴えられなくなるのが認知症患者の特徴であるため，「要望を言語的に表出できるなら何を訴えているだろう」とニーズや要望を推測して対応することが求められる．そのためには，入院前の生活歴や可能な日常生活動作を把握し，慣れ親しんだ生活・習慣を療養生活のなかでも継続できることが，認知症患者の尊厳を保持するために欠かせない．

認知症中等度の段階では，新しいことを覚えることはできないが，日常生活動作など習慣的に実施され身体で覚えた記憶は比較的保持されており，遂行できる能力を有している場合がある．Jさんは，入院前は介助なく自力で排泄動作を行っており失禁も認めていなかった．自分の病状や自力でトイレに行く体力がないことの理解はできておらず，要望を言語化し表出する能力も低下している．日常生活を遂行する認知機能は保持できているが身体機能の低下により日常生活動作は他者の介助が必要であり，低栄養の進行により易疲労性が増強し遂行する意欲も低下している．そのようななか，自力で起き上がりベッドから降りようとする行動は，トイレで排泄したいという強い欲求の表れである．安全を優先してしまうと動作の制限につながる．失禁せず排泄動作を継続することがJさんの価値観の尊重につながり，ポータブルトイレの使用が可能なかぎり，介助しながら継続し続けることが尊厳を保持するために重要なケアとなる．

2 心地良いと感じられるケア

認知症が進行しても喜怒哀楽の情動は保持されており，認知症高齢者が最後までもちうる感覚は快・不快であるといわれる[3)]．認知症患者は言葉の理解だけでなく，その場の状況などから情報を得て安心することが難しくなる．そのため，安心感を得るためには五感に働きかけることが有効であり，特に触覚刺激は認知症が進行しても理解できるため，触覚刺激によって安心感を得ることができる．Jさんの場合，髪をとかすことや洗髪を好んでいたことが把握できたため，頭皮に触れることが身体認識を高めたり心地良い時間を実感し，良い感情を思い出させる手助けとなる．また，認知症患者にとって，なじみのある環境や物は生活の継続性を保つことにつながる．認知症の進行とともに自分の存在すら不確かになり，自分の存在意義に揺らぎを感じている認知症患者にとって，長年使用していた愛着のある櫛を使用することは過去の記憶と現在をつなげ，心の安寧を得ることができる大切な緩和ケアになりえる．

3 家族の精神的ケア

Jさんは入院する2年前にアルツハイマー型認知症の診断を受けたが，入院前までは言語的な会話が可能であった．夫は入院後，言語的な表出さえ困難になった妻を目の前に，何もできない無力感を感じ，精神的苦痛が生じている．家族が毎日面会に来られる場合，医療者は面会に来ることが当たり前となってしまい，家族へ言葉をかける頻度が減少していく．家族は，顔見知りの看護師であっても忙しそうな雰囲気を感じると自ら声をかけることを躊躇してしまう．家族からの訴えにのみ対応するのではなく，看護師が積極的に家族の健康を気遣ったり，労いの言葉をかけることで，家族は伝えられなかった心情をぽつりぽつりと話しだすことがある．看護師はいつもと異なる夫の行動を把握した時，Jさんを看取った後に夫が何もできなかったと後悔するのではないかと案じ，グリーフケアを視野に入れた介入の必要性を感じた．言葉は表出できなくても聴覚は残っているため声をかけることが重要であること，身体をさするなど手の温もりからご主人の存在を感じられ，安心感が得られることを説明し，具体的な方法を示しながらかかわった．家族が言葉をかけることや身体に触れることの意味を伝えることは，Jさんの安寧につながるだけでなく，家族の後悔を軽減させるための精神的な緩和ケアとなる．

おわりに

本事例は，中等度の認知症を有する高齢者が進行性胃がんの診断を受け，本人が手術を希望したが腫瘍の摘出はできず，がんの進行に伴う症状が増強していくなかで言語的な訴えができずに最期を迎えた事例である．医療者は，患者が認知症を有しているとわかると，認知症特有のBPSDのみに焦点を当ててしまうことがあり，身体疾患により生じる苦痛が見逃されたり，症状への対応が遅れてしまうことが少なくない．言語的に訴えられる症状や苦痛に対しては，その緩和に向けた積極的な介入が実施されるが，認知症のように言語的な訴えができない場合は，緩和のための介入の判断が医療者に委ねられてしまう．それゆえ，医療者は患者に生じているであろう疾患に伴う症状や苦痛を想像し，いつもと異なる微弱な変化をキャッチしていくことが求められる．変化をキャッチするためには患者に関心をもっていなければ変化に気づけない．患者のそばで24時間ケアしている看護師だからこそ変化が把握できる．看護師が感度を高め，微弱なサインを早期に把握することで，言葉では伝えられない患者の苦痛の代弁者として，そして医療チームで積極的に緩和ケアを実施するための調整者の役割を担うことで緩和ケアの推進につなげていくことが必要である．

文献

1）北川公子：認知症ケアにおけるコミュニケーション．「認知症の人びとの看護」．中島紀恵子監修・編集，第3版，p.124，医歯薬出版，2017.
2）北川公子：認知症ケアにおけるコミュニケーション．「新版 認知症の人々の看護」．中島紀恵子責任編集，p.97，医歯薬出版，2013.
3）山口晴保編：認知症の正しい理解と包括的医療・ケアのポイント．p.141，協同医書出版社，2005.

索引

療養過程を支える
がん・非がん患者の緩和ケア　ISBN978-4-263-23751-9

2021年 3 月25日　第1版第1刷発行

編　著　千﨑美登子
小　山　幸　代
発行者　白　石　泰　夫
発行所　医歯薬出版株式会社
〒113-8612　東京都文京区本駒込1-7-10
TEL.（03）5395-7618（編集）・7616（販売）
FAX.（03）5395-7609（編集）・8563（販売）
https://www.ishiyaku.co.jp/
郵便振替番号　00190-5-13816

乱丁，落丁の際はお取り替えいたします．　印刷・壮光舎印刷／製本・愛千製本所